펑셔널 트레이닝 **아나토미**

FUNCTIONAL TRAINING **ANATOMY**

펑셔널 트레이닝 아나토미

Functional Training ANATOMY

Kevin Carr

Mary Kate Feit, PhD

영 문 출 판 사

■ 옮긴이

재활의학과 전문의 **이종민**

현) 서울투탑정형재활병원 재활원장
현) 브레인요양병원 재활원장
삼성서울병원 인턴 수료(최우수 인턴)
국립재활원 전공의 수료
분당서울대학교병원 전임의

Functional Training ANATOMY

by Kevin Carr & Mary Kate Feit, PhD

출판사 주

출판사 및 저자는 이 책에서 포함하고 있는 내용의 어떠한 사용과도 연관된 또는 관련 없이 생기는 사람과 재산에 대한 손해 그리고 상해 또는 모든 손실에 대하여 그 어떠한 책임도 절대로 지지 않습니다. 환자를 위한 적용방법과 최선의 치료를 결정하는 것은 개인적으로 전문적인 기술과 지식에 의존해서 치료하고 있는 치료사의 책임입니다.

펑셔널 트레이닝 **아나토미**

2022년 8월 22일 초판인쇄
2022년 8월 30일 초판발행

지은이 : Kevin Carr & Mary Kate Feit
옮긴이 : 이 종 민
발행인 : 박 병 조
발행처 : 도서출판 영문출판사
등 록 : 1987년 12월 21일 제2-419호
주 소 : 서울시 강남구 삼성동 69-1
전 화 : (02) 514-5590, 776-5590
팩 스 : (02) 756-8943
E-mail : yeongmunsa@empas.com
홈페이지 : www.ymsbook.net
정 가 : 25,000 원
ISBN 978-89-7224-541-4 93510

※ 파본은 교환해 드립니다.

펑셔널 트레이닝 아나토미

Functional Training ANATOMY

목차
Contents

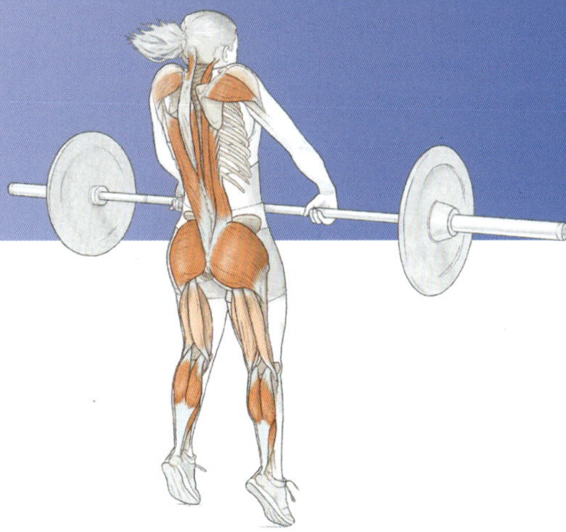

역자서문

뇌의 혈관이 막히거나 터지면서 뇌기능의 장애가 생긴 질환을 뇌졸중이라고 합니다. 뇌졸중이 발생하면 뇌의 회복을 위해서 다양한 재활훈련을 시행합니다. 그 중에서도 운동기능의 회복 및 일상생활에 필요한 동작을 익히기 위해 하는 재활을 작업 치료라고 합니다. 작업 치료는 운동학습이론을 바탕으로 올바른 동작을 순서대로 반복적이며 정기적으로 장기간 시행하는 것으로 이 훈련을 통해 손상된 뇌신경의 재조직화가 촉진될 수 있고 뇌 기능이 활성화 되어 기능회복과 기능증진이 이루어진다고 합니다. 우리가 팔의 기능회복을 위해 구부렸다 폈다만을 반복할 수도 있지만 많은 논문 등에서는 실제 일상생활에서 행해지는 동작을 반복하는 훈련이 기능회복에 더 효과적이라고 확인되었습니다. 예를 들어 컵을 잡고 팔을 구부려 입에 가져간 후 다시 팔을 펴서 탁자에 놓는 동작을 반복적으로 시행하여 팔을 구부리고 펴는 동작을 기능적으로 사용하게 하는 것입니다.

이런 운동학습이론을 확장해서 생각해보면 단순히 각 근육들에 부하를 주어 운동하는 전통적인 접근의 근력 훈련은 근육 크기와 근력의 향상을 도모할 수는 있지만, 선수들이 실제로 경기장에서 마주하는 많은 동작들을 기능적으로 사용하기에 효과적이지 않을 수 있습니다. 선수들의 움직임을 향상시키기 위해서는 각 종목에 맞게 스포츠 현장에서 실제로 사용되는 움직임을 집중적이고 반복적으로 강화하는 훈련이 필요합니다. 이를 통하여 경기력 향상뿐 아니라 선수들에게 중요한 부상 방지 효과까지 얻을 수 있습니다. 그 훈련법이 바로 이 책에서 자세히 설명하고 있는 '기능적 훈련'입니다.

저는 재활의학과 전공의 의사이자 동시에 피트니스 대회 중 비키니 종목을 뛰는 선수입니다. 종목의 특성상 점수 기준이 기능적인 움직임 보다는 근육의 모양 및 분리도 등 심미적인 요소가 많은 종목이기 때문에 전통적인 접근의 근력 훈련을 시행합니다. 이런 이유 등으로 골프, 농구, 달리기 등의 다양한 운동도 잘 할 수 있을 꺼 같다는 오해를 받지만, 기능적인 훈련을 병행하지 않았었기에 기능적 움직임이 좋은 편도 이런 훈련에 대한 관심이 높지 않았습니다.

하지만 2022년 FIBA 여자농구 월드컵에 대한민국농구협회 국가대표 팀닥터로 해외 파견이 되어 선수들을 가까이에서 보다 보니 기능적인 움직임과 이를 통한 부상방지에 관심이 높아졌고 우리 선수들의 경기력 향상에 도움이 되고자 귀국 후 이 책의 번역을 시작하였습니다. 멋진 경기를 위해 이 글을 쓰는 지금도 땀 흘리면 훈련하고 있으실 선수분들께 이 책이 작은 도움이라도 되었으면 좋겠습니다.

이종민 드림

서문
Foreword

Kevin Carr를 처음 만난 것은 2010년 여름이었습니다. 매사추세스대학교(University of Massachusetts)에 재학 중이었던 그가 인턴쉽을 위해 우리에게 왔을 때였죠. 당시 실질적으로 감독직을 맡고 있던 Nicole Rodriquez는 다음 여름에 반드시 Kevin을 정직원으로 데려와야 한다며 입에 침이 마르도록 그를 칭찬했습니다. 반면 저는 그를 내성적인 친구로만 생각하고 있었습니다.

솔직히 말씀드리자면, Nicole의 지속적인 칭찬에도 불구하고 저는 첫 해 여름에는 Kevin의 존재를 크게 알아차리지 못했습니다. 그럼에도 스태프에 대한 신뢰를 바탕으로 (제가 자리에 없는 순간에도 지속적으로 사람들의 업무태도를 관찰할 수 있는 사람들이기 때문에) 결국 Kevin을 다음 해에 고용했습니다.

10년이 지난 지금 그 당시를 돌이켜봤을 때 인생 최고의 결정중 하나가 아니었을까 싶습니다. 현재 Kevin은 우리의 최고의 사업 파트너이자 Certified Functional Strength Coach 프로그램의 원동력이고, Mike Boyle Strength and Conditioning의 미래이기도 합니다.

Kevin은 한마디로 "배움의 귀재"입니다. "매일매일 조금씩 전진하는 사람"의 표본이죠. 그는 코치, 작가, 연설가, 그리고 사업가로서 지금 이 순간에도 발전하고 있습니다.

제가 상대방에게 할 수 있는 최고의 칭찬은 "깨우쳤구나"입니다. 깨우쳤다는 말이 무슨 뜻인지 설명하긴 힘들지만, 저는 Kevin처럼 "깨우친"사람이 일하는 모습을 보면 알 수 있습니다. Kevin은 인간관계, 타이밍, 노력, 통합능력, 그리고 재미를 모두 깨우친 사람입니다.

Kevin은 똑똑하지만 너드(nerd)같지는 않고, 빈틈이 없지만 자기-집착적이지는 않고, 유쾌하지만 밉살스럽지 않습니다. 한 마디로 매우 균형잡힌 사람입니다. 아마도 사업을 해본 사람이라면 "저런 사람이 10명만 있었으면 좋겠다"는 생각을 해봤을 때가 있을 겁니다. 누가 시키지 않더라도 크고 작은 일들을 알아서 척척해내는 사람들이자, 다른 직원들에게 롤모델로 삼도록 할 수 있는 사람들입니다.

제가 지금까지 칭찬해온 Kevin이 바로 이 책의 저자입니다. 때문에 이 책이 매우 알차고 유익할 것이라고 믿어 의심치 않습니다. 10년이 지난 후에도 사람들은 지속적으로 이 책을 읽고 있을 것이며, 모두가 Kevin이 누구인지 알게 될 것입니다. 제 말을 믿어 보십시요.

Mike Boyle
*'Mike Boyle Strength and Conditioning'*의 창업자

서문
Preface

제(Kevin)가 마이크 보일 근력와 컨디셔닝(Mike Boyle Strength and Conditioning)에서 코치 생활을 시작한 이후로, 저는 "기능적 훈련"에 대한 세계의 이해를 향상시키는 것을 제 사명으로 삼았습니다. 가장 단순하게 표현하자면, 기능적인 훈련은 목적성 있는 훈련입니다. 기능적인 훈련은 일상생활의 활동이나 경쟁적 스포츠의 심한 스트레스 환경에서 그에 맞는 인체의 요구를 돕기 위해 고안된 훈련입니다.

기능적 훈련을 이해하려면 당신은 먼저 기능적 해부학을 먼저 이해해야 합니다. 인체의 해부학이 어떻게 작동하는지를 확실히 이해하는 것은 완전한 기능 훈련 프로그램을 구축하는 데 필수적입니다. 테이블 위에 누운 시체에서 해부학적 기능이 작동하는 방식은 사람들이 일어서서 움직이는 동안 몸이 어떻게 기능하는지를 정확하게 표현하지 못합니다. 필드에서 사람들에게 훈련을 실제 적용할 때 직접적으로 당신의 해부학적 이해도가 반영되기 때문에 당신이 어떤 해부학을 배우는 지는 중요합니다.

시체 해부학에 바탕을 두고 있는 수많은 전통적인 접근의 근력 훈련은 근육의 기시-정지부를 기반으로 한 해부학에 영향을 받은 단일 관절의 기계 중심적 운동에 지나치게 초점을 맞추고 있습니다. 보디빌딩과 파워리프팅으로부터 영향을 받은 훈련은 운동선수들이 훈련 자체가 그들의 스포츠로 어떻게 해석될 수 있는지에 대한 생각 없이, 오직 근육 크기와 근력의 향상만을 위해 운동하게 합니다. 하지만 기능적 훈련은 살아있고 움직이는 해부학을 기반으로 하는데, 이는 기능 향상과 그 기능이 스포츠로 이어지는 것을 목표로 다중 평면 및 편측 운동을 시행합니다.

이 책의 목표는 인체의 효율적이고 효과적인 훈련에 대한 기능적이고 해부학적인 지침을 제공하는 것이다. 우리의 희망은 운동선수, 코치, 그리고 피트니스 애호가들이 이 책을 읽고 그 결과 자신과 다른 사람들을 위한 기능적 훈련 프로그램을 구축하는 방법에 대해 더 잘 이해하는 것입니다. 각 장의 본문에서는 그림에 표시된 해부학의 기능에 대해 자세히 설명합니다. 운동에 수반되는 해부학적 그림은 각 운동에 관여하는 일차 및 이차 근육과 결합조직을 나타내도록 색 코딩이 되어 있습니다.

일차 근육
Primary muscles

이차 근육
Secondary muscles

2장부터 8장까지의 모든 훈련에는 훈련이 수행될 수 있는 세 가지 운동 평면을 나타내는 세 개의 아이콘(관상면; frontal, 횡단면; transverse 또는 시상면; sagittal)이 포함됩니다. 해당 평면에서 훈련이 수행되면 아이콘 또는 아이콘이 강조 표시됩니다.

이 책에서는 기능적 훈련 프로그램의 모든 측면을 다룹니다. 우리는 이동성 훈련의 중요성과 그것이 운동 질과 수행 및 부상 감소에 미치는 영향에 대해 논의하는 것으로 시작합니다. 다음으로, 우리는 움직임의 효율성을 높이고 몸을 따뜻하게 하고 고강도 운동에 대비하기 위한 움직임 준비 훈련의 활용에 대해 다룹니다. 4장에서는 우리는 선수들이 힘을 만들고 흡수하도록 훈련시키기 위해 플라이오메트릭 트레이닝과 메디신볼 운동을 수행하고 프로그래밍하는 방법에 대해 논의합니다. 제5장에서는 올림픽 리프트와 케틀 벨 스윙과 같은 운동을 사용하여 무거운 도구를 이용한 근파워 운동(heavy implement power) 개발에 대해 다룹니다. 이 책의 근력 훈련 부분에서는 엉덩이 운동, 무릎 운동, 밀기, 당기기, 코어 운동을 포함한 완전한 훈련 프로그램을 구성하는 모든 움직임에 대하여 다룹니다. 마지막 장에서는 부상을 줄이고 수행능력을 향상시키기 위한 완벽한 기능적 훈련 프로그램을 만들기 위해 모든 파트들을 어떻게 구성해야 할지를 설명합니다.

감사의 글
Acknowledgments

저에게 평생 운동과 운동에 대한 사랑을 심어준 부모님 두 분에게 감사드립니다. 부모님, 사랑합니다. Mike Boyle, Bob Hanson, 그리고 Mike Boyle Strength and Conditioning에서 함께 일했던 모든 직원들에게 감사드립니다. 당신의 멘토링과 우정이 없었다면 저는 오늘 이 자리에 없었을 것입니다.

Kevin Carr

이 프로젝트에 참여시켜준 Kevin에게 고맙다고 말하고 싶습니다. 10년이 넘었지만 여전히 Mike Boyle Strength and Conditioning 가족의 일원이 되서 행복합니다.

우리 가족에게도 감사드리고 싶습니다. Adam과 Cody, Macy, 너희는 나에게 의지가 되는 사람들이야. 너희 없이는 이 일을 할 수 없었을 꺼야!

Mary Kate Feit

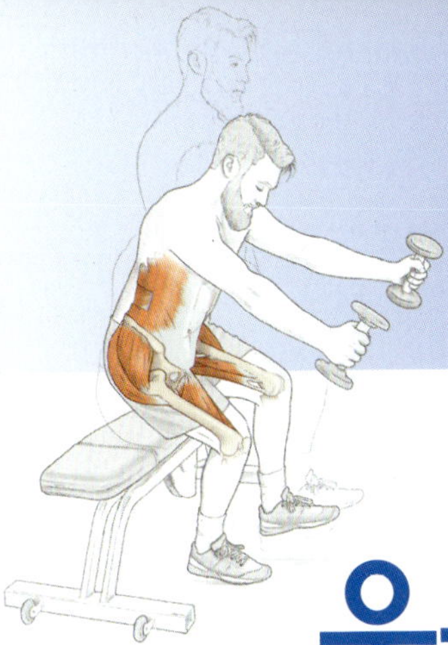

1

운동 중 기능적 훈련

FUNCTIONAL TRAINING IN MOTION

자신의 스포츠 분야에서 뛰어나기 위해서는 당신은 인체의 최적의 기능을 고려한 공들여 설계된 훈련 프로그램이 필요하다. 기능적 훈련의 개념은 신체의 해부학적 구조와 기능에 따라 적절한 운동을 의도적으로 선택하고, 건강과 수행의 최적화를 목표로 신체를 훈련시키는 데 기초한다.

당신이 엘리트 운동선수뿐만 아니라 운동을 즐기는 일반인이라면, 당신의 훈련 프로그램과 방법은 생활과 스포츠 경기 모두에서 인체의 기능을 반영해야 한다. 기능적 훈련 프로그램은 스포츠와 삶의 요구를 충족시키기 위해 적절한 관절 가동성, 움직임의 질, 근력(strength), 근파워(power), 그리고 심혈관 건강을 보장해야 한다.

운동선수의 경우, 기능적 훈련은 운동선수를 보호하고 운동 경기력을 향상시켜야 한다. 선수의 경기력을 향상시킬 수 있는 많은 동일한 메커니즘은 또한 부상을 당할 가능성을 감소시킬 것이다. 능동적인 관절 가동성을 향상시키면 운동선수가 염좌 및 충돌 부상을 피하는 데 도움이 될 뿐만 아니라 운동에서 뛰어난 운동 능력을 발휘하는 데 필요한 관절 상태를 달성하는 데에도 도움이 된다. 다양한 방향에서 반응적으로 달리고, 점프하고, 던지는 능력은 경기장에서 경기력을 폭발적으로 발현시키는 데 도움을 주며, 감속 관련 부상을 피하기 위해 힘을 효율적으로 흡수하도록 한다. 전신 즉, 다면(multiplanar) 근력을 기르면 운동선수가 충격을 안전하게 흡수할 수 있을 뿐만 아니라, 달리기 및 점프, 스윙, 던지기 같은 운동 동작에서도 근 파워를 내는 데 도움을 준다.

일반 대중들에게 기능적 훈련은 사람들의 일상 생활과 직업에서 기능하는 능력을 향상시켜야 한다. 훈련은 전반적인 심혈관, 대사, 신경학적 건강을 향상시키는 수단으로 작용해야 한다. 훈련은 사람들이 활기차고 경각심을 가지고 일상 업무를 수행하는 능력을 향상시켜야 하며 레크리에이션 활동에 안전하게 참여하는 능력을 향상시켜야 한다.

*기능적 훈련*은, 정의상, 훈련자가 일상 생활이나 경쟁에서 더 잘 기능하도록 돕는 훈련이다. 사람들은 "기능적 훈련"을 특별한 훈련의 종류로 볼 것이 아니라 움직임의 질을 회복하고 수행능력을 향상시키며 부상의 가능성을 줄이기 위한 똑똑하고 목적적인 훈련으로 보아야 한다.

기능적 훈련은 포괄적인 훈련이다.

FUNCTIONAL TRAINING IS COMPREHENSIVE TRAINING

완전한 기능적 수행 프로그램은 단일 구성 요소의 개발에만 초점을 맞출 것이 아니라 움직임의 질, 근력, 근파워 및 심혈관 건강을 동시에 개발하기 위해 노력해야 한다. 대부분의 스포츠 환경에서 필요한 가변적인 요구와 상호 연결된 인체의 특성 상, 스포츠와 일상 생활 모두에서 성공과 지속가능성을 이루기를 원한다면 단일한 능력의 표현보다 그 이상의 능력이 필요하다.

근력은 높지만 관절 가동 능력이 떨어지는 선수는 근육의 염좌나 관절 손상 등의 위험이 있다. 관절의 가동 능력은 매우 높지만, 근력이 제한된 선수는 상대에게 제압당할 가능성이 높고, 적절한 수준의 힘을 낼 능력이 부족할 수 있다. 힘은 강하지만 유산소 조절 능력이 부족한 운동선수는 오랜 시간 동안 같은 힘을 유지할 수 없고 조기에 피로해진다.

포괄적이고 다방면에서 사용 가능한 기능적 훈련 프로그램을 위한 구성 요소:

- 조직 유연성과 관절 건강을 최적화하기 위한 관절 가동성 훈련
- 운동의 질과 효율성 향상을 위한 운동 준비 훈련
- 감속 기술과 근파워 표현을 개발하기 위한 편측, 양측 및 다방향 파워 운동
- 무릎 우세 운동 및 고관절 우세 운동, 밀기, 당기기, 코어 강화 운동 패턴을 포함하고, 여러 운동 평면에서 신체의 근력과 안정성을 기를 수 있는 전신 근력 운동
- 스포츠의 특정 대사 요구를 충족시키는 에너지 시스템 개발

책에서는 해부학을 기반으로 이러한 구성 요소를 훈련하는 가장 적절한 방법을 선택하는 데 도움을 줄 것이다. 본 책은 운동 수행능력을 향상시키고 부상을 줄이기 위한 특정 운동에 대하여 기본 개념을 이해시키고, 당신이 최선을 선택을 할 수 있도록 자세히 설명하고 있다.

인체 내 운동 평면

PLANES OF MOTION IN THE HUMAN BODY

잘 설계된 기능적 훈련 프로그램은 스포츠 환경의 가변적인 요구를 충족하기 위해 세 가지 운동 평면 모두에서 관절 가동성(mobility), 운동 조절(motor control), 근력 및 근파워를 개발해야 한다.

인간의 움직임을 분류하기 위해 세 가지 운동 평면이 사용된다: 시상면(sagittal), 관상면(frontal), 횡단면(transverse).(그림 1.1) *시상면*은 몸을 좌우로 반씩 나눈다. 시상면에서 행해지는 움직임은 신체의 관절이 다른 운동면에서 의도적인 움직임이 거의 없이 주로 전후로 움직이는 운동이다. *관상면*은 몸의 전후면을 앞뒤 반으로 나눈다. 관상면에서 이루어지는 움직임은 관절 운동의 대부분이 좌우로 이동하는 움직임이다. 횡단면은 몸을 상하 반으로 나눈다. *횡단면*의 움직임은 회전으로 수행된다.

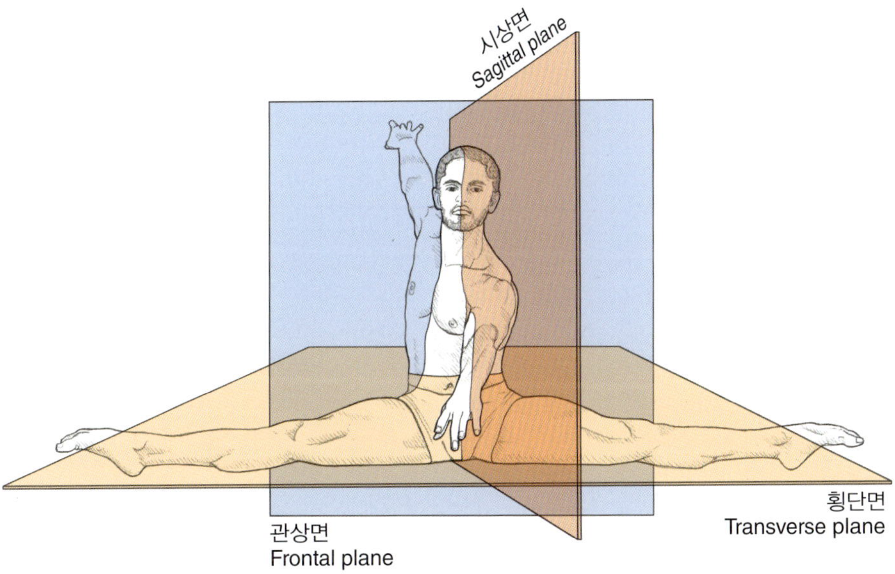

그림 1.1 운동의 세 가지 평면

이 책은 운동선수의 균형 잡힌 발전을 보장하기 위해 모든 평면에서 관절 가동성, 운동 조절, 근력 및 근파워의 개발을 위한 운동을 다룬다.

운동 중 평면 운동을 논의할 때 국소적으로 안정화된 근육 조직을 개발하는 것과 관련하여 *전체 평면 운동*(global planar movement)과 *국소 평면력*(local planar forces)을 구별하는 것이 중요하다. 전체 평면 운동은 연습 중에 시각 움직임(visual motion)이 어디에서 많이 발생하는지를 설명한다. 전형적으로, 전체 평면 운동은 운동의 길항근 또는 주요 운동 근육에 의해 제어된다. 국소 평면력은 훈련을 성공적으로 완료하기 위한 분리된 안정화 움직임이 어디에서 발생해야 하는지를 설명한다. 국소 평면력은 일반적으로 협력근 또는 안정화 근조직에 의해 제어된다.

스쿼트나 데드리프트와 같은 양측 운동 동안, 대부분의 운동은 시상면에서 시행되고, 관상면과 횡단면은 최소한의 안정성 문제에만 관여된다. 균형 잡힌 양측 스쿼트가 시행된다면 고관절과 골반이 최적의 정렬을 유지하기 위해 관상적 및 횡단적 안정화 구조물 (stabilizers)이 필요하지 않다.

하지만, 한쪽 팔이나 한쪽 다리로만 운동이 이루어지기는 편측 운동의 경우, 몸은 시상면에서 모든 관절 운동이 일어날 때에도 관상면과 횡단면에서도 안정되어야 한다.

싱글 레그 데드리프트 패턴의 예를 들어보자(그림 1.2). 비록 고관절과 무릎 관절이 시상면에서 주로 움직이고 있지만, 편측 운동의 비대칭적인 움직임은 척추, 골반, 대퇴골, 경골, 발의 동적 안정화 구조물들(dynamic stabilizers)을 통해서 적절한 관절 위치, 균형, 자세를 조절하도록 한다.

기능 훈련 프로그램에서 운동을 선택할 때, 동적 자세 제어에 필요한 안정화 근육조직을 단련하기 위해 발휘되는 국소 평면력을 고려해야 한다. 다평면 안정성의 개발은 스포츠 환경에서 수행능력 향상과 부상 감소를 위해 필수적이다.

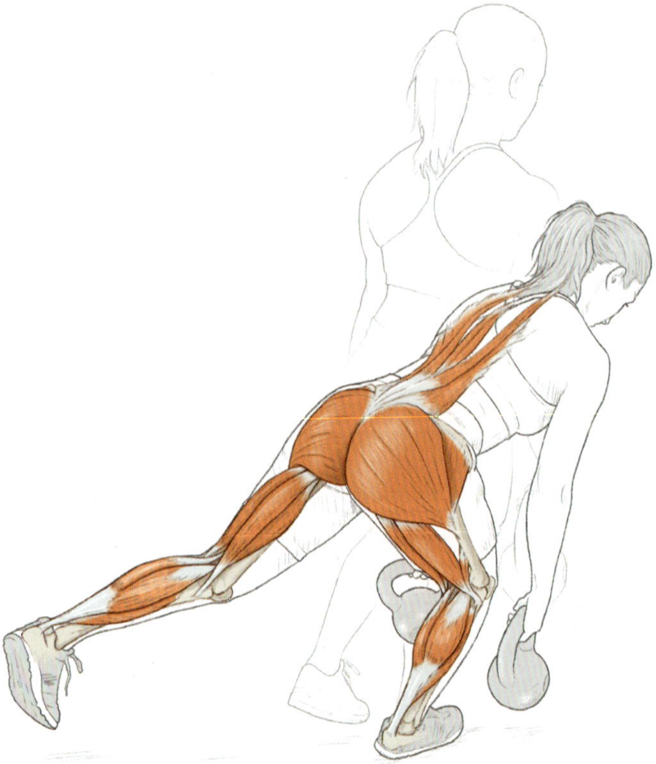

그림 1.2 싱글 레그 데드리프트 동안 중둔근, 내전근, 사근(obilques)들은 관상면과 횡단면에서 골반과 대퇴골을 안정시키기 위해 작동해야 하며, 슬괵근(hamstrings), 대둔근, 척주기립근(spinal erectors)은 시상면에서 주요 운동근으로 작동해야 한다.

기능적 훈련은 기능적 해부학이 필요하다.

FUNCTIONAL TRAINING REQUIRES FUNCTIONAL ANATOMY

신체는 사람들이 일상생활 전반에 걸쳐 역동적으로 움직일 수 있도록 하는 수많은 상호 연결된 시스템을 개발하도록 진화해 왔다. 달리기, 점프, 그리고 던지기와 같은 운동선수들의 능력은 뼈와 근육, 힘줄, 근막이 합쳐져 신체의 놀라운 네트워크를 만들어 몸을 하나의 통합된 단위로 구부리고, 펴고, 회전하게 하며, 이렇게 잘 조정된 움직임은 힘을 만든다.

비록 우리가 전통적으로 근력 훈련과 해부학을 따로따로 배웠지만, 단일 근육 기능과 단일 관절 운동은 실제 움직임을 정확하게 나타내지 못한다. 신체는 상호 연결된 단위로 기능하며, 모든 인체의 조각들은 서로 상호 의존하며, 원하는 작업을 수행하기 위해 기능을 지속적으로 조정한다. 기능적 훈련 프로그램을 설계할 때는 인체 해부학뿐만 아니라 특정 스포츠 환경에서 어떻게 해부학이 통합된 방식으로 기능하는지를 고려야 한다.

달리는 동안 슬괵근의 기능을 고려해보자. 전통적으로 대퇴이두근(biceps femoris), 반막양근(semimembranosus), 반건양근(semitendinosus muscle)은 주로 무릎 굴곡근으로 기능한다고 가르쳐 지는데, 이는 레그 컬 머신(leg curl machine)과 같은 고립된 환경에서는 그렇게 작용할 수 있다.

하지만 일어서거나 서있거나 뛰거나 걸을 때 등등 각각의 동작의 슬괵근이 수행하는 기능은 크게 다르다. 고관절과 무릎 양쪽을 가로지르는 이관절(biarticular) 근육 그룹인 슬괵근은 보행 사이클 동안 사근(obliques) 및 둔근과 함께 수많은 동작을 수행한다(그림 1.3).

슬괵근의 기능은 다음과 같다:

- 달리기의 발들림 단계(takeoff phase)동안 둔근을 보조하는 구심성(concentric, 단축성)* 고관절 폄근(extensors)
- 골반의 후방경사를 유지하는 사근(obliques)을 돕는 골반의 등척성 안정화 구조물(isometric stabilizers)
- 전방 유각기(forward swing phase) 종료 시 무릎 폄근의 원심성(eccentric, 신장성)* 감속기(decelerators)

*역자의 설명

구심성 수축: 근수축에 따라 근육의 길이가 짧아지는 경우
원심성 수축: 근수축이 일어나지만 근육의 길이는 오히려 늘어나는 경우(예, 계단을 내려갈 때 지지하는 다리의 대퇴사두근의 작용)

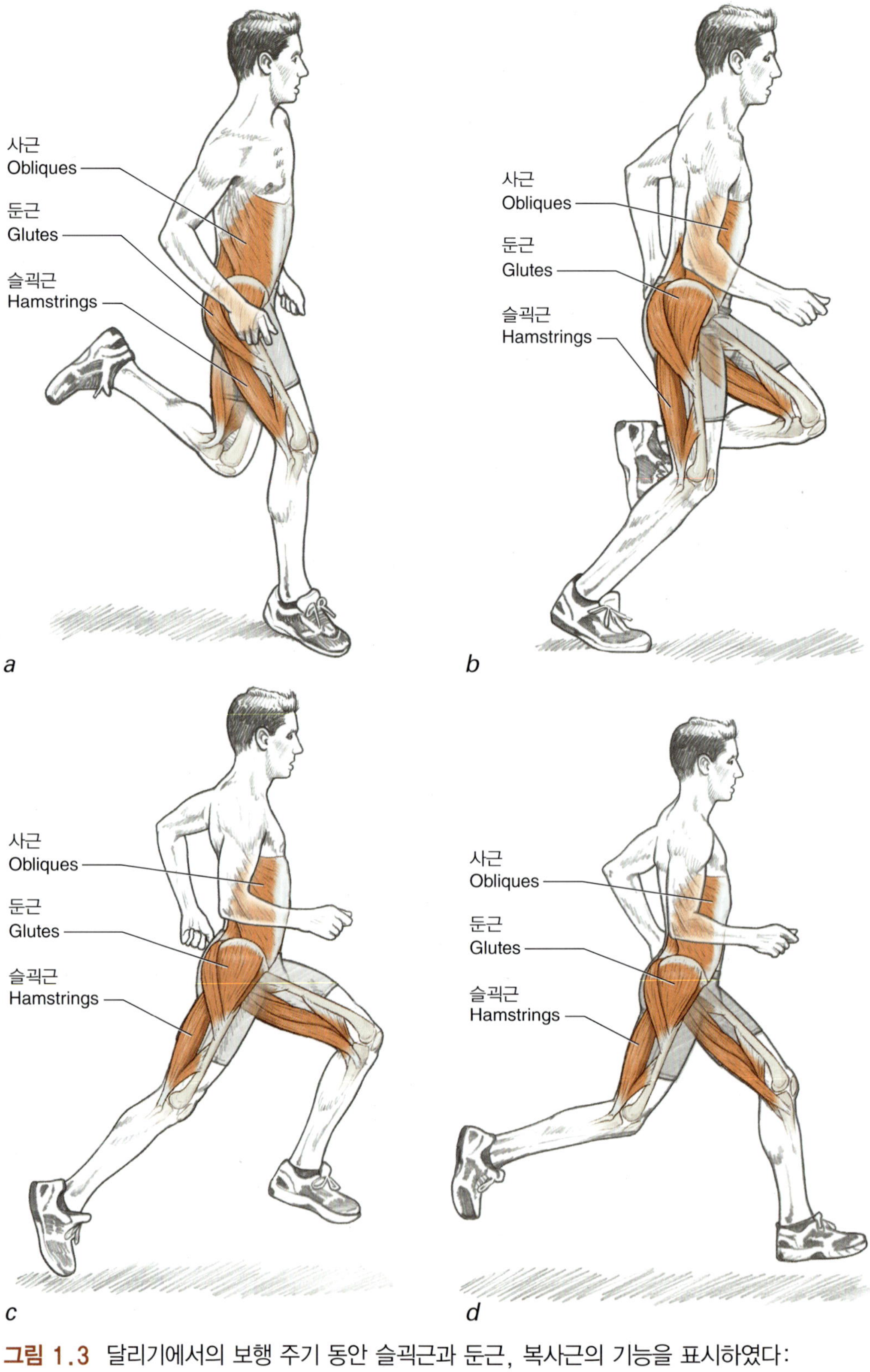

그림 1.3 달리기에서의 보행 주기 동안 슬괵근과 둔근, 복사근의 기능을 표시하였다: (a) 접지시점(initial contact), (b) 입각기(stance phase), (c) 발들림시점(takeoff) 및 (d) 전방 유각기(forward swing phase).

스포츠와 관련된 기능적 해부학을 이해하면 경기력을 향상시키고 부상을 줄이는 운동을 선택하는 데 도움이 될 수 있다. 특정한 상황에서, 당신은 슬괵근을 기본적인 구심성 무릎 굽힘근으로서 트레이닝을 시행하는 대신에, 고관절 폄근, 골반 안정화 구조물, 원심성 무릎 폄근으로서 슬괵근 훈련을 선택할 수 있다. 가장 좋은 훈련 선택은 전통적인 기계 기반 햄스트링 컬(hamstring curl)이 아닌, 7장의 싱글 레그 데드리프트 또는 슬라이딩 레그 컬 (sliding leg curl)이 될 것이다.

전통적인 훈련 대 기능적 훈련

TRADITIONAL TRAINING VERSUS FUNCTIONAL TRAINING

보디빌딩과 파워리프팅의 영향을 강하게 받은 전통적인 운동수행 프로그램은 흔히 양측 및 기계 기반 근력 운동을 크게 강조한다. 그리고 비록 고블렛 스쿼트(goblet squats, 7장)와 트랩 바 데드리프트(trap bar deadlifts, 7장)와 같은 많은 양측 운동들이 가치 있고 기능적 훈련 프로그램에 사용되고 있지만, 여러분은 스포츠 활동뿐만 아니라 일상 생활에서 몸이 움직이는 방식인 편측 근력을 개발하는 것을 우선시해야 한다.

기계 기반 훈련(Machine-based training)은 흔히 신체의 안정성을 만들지 못하고 실제 일상 움직임의 스트레스 요인을 정확하게 반영하지 못하는 고립된 움직임에 초점을 맞춘다. 이 접근법은 목표 근육의 근비대(근육 성장)에 유용할 수 있지만, 기능 훈련 프로그램의 개발에서는 피해야 한다.

스쿼트, 벤치 프레스 및 데드리프트와 같은 전통적인 양측 기반 리프트 동작은 기본적인 시상면의 근력과 안정성을 개발하는 데 소중한 도구가 될 수 있다. 그러나 초급 수준의 역량을 달성한 후에는 기존의 파워리프팅과 보디빌딩에 영향을 받는 리프트에서부터 관상면 및 횡단면의 안정성에 도전하는 편측 운동까지 완전한 기능적 프로그램을 사용하여 진행해야 한다.

전방 및 후방 사선 시스템

ANTERIOR AND POSTERIOR OBLIQUE SYSTEMS

인간의 몸은 편측으로(unilaterally) 기능하도록 진화해 왔다. 신경학적으로, 인간은 대측성 패턴(contralateral patterns)으로 걷고, 뛰고, 도약하고, 기어가도록 되어 있다. 결과적으로, 근육, 힘줄, 근막의 구조 디자인은 신체의 편측성 기능을 지지하도록 진화되었다.

신체 전반에 분포된 근육과 근막의 연속체에 의해 만들어진, *전방 및 후방 사선 시스템*(그림 1.4)은 복잡한 힘을 만들고 신체를 안정화하는 역할을 하는데, 이는 사람들이 놀라운 수용력(capacity)과 가변성(variability)으로 뛰고, 점프하고 던질 수 있게 한다.

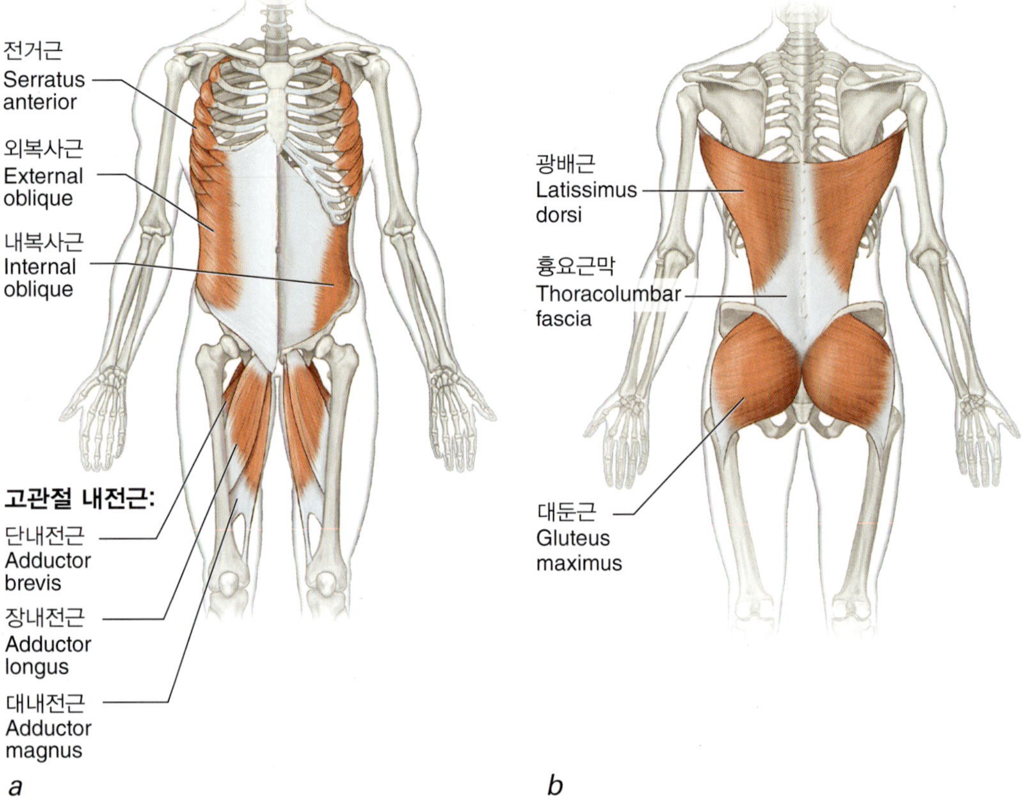

그림 1.4 (a) 전방(Anterior) 및 (b) 후방(posterior) 사선 시스템

전방 및 후방 사선 시스템은 스포츠에서 근파워와 안정성을 생산하기 위해 횡단면과 관상면에서 어떻게 힘(force)이 신체에 전달되는지를 보여준다.

신체의 나선형 선을 따라가다 보면(그림 1.5) 몸의 한쪽에 생성된 힘이 어떻게 근육, 힘줄, 뼈의 상호 연결된 사슬을 타고 몸의 반대쪽으로 전달될 수 있는지 분명하게 알 수 있다.

전방 및 후방 사선 시스템의 나선형 시스템(spiraling system)을 구성하는 근육과 근막은 여러분이 공을 던지거나, 골프채를 휘두르거나, 공중으로 뛰어오르거나, 테니스 라켓을 휘두르거나, 다른 경쟁자의 접촉에 대항하는 것과 같이 강력하고, 효율적이고, 조화로운 행동을 만들 수 있게 해준다. 심지어 캐비닛에 손을 뻗거나, 물체를 밟거나, 의자에서 일어나는 것과 같은 일상적인 행동들도 우리의 근육 시스템의 상호 연결된 구성에 의존한다.

인체를 가장 효과적으로 훈련시키려면 신체의 대측적 설계(contralateral design)를 목표로 하는 편측성 훈련 접근 방식을 우선시하는 것이 좋다. 그림 1.6을 보면, 싱글 레그 스쿼트 동안 신체가 어떻게 전방 및 후방 사선 시스템의 근육의 공동 활성화에 크게 의존하는지를 알 수 있다.

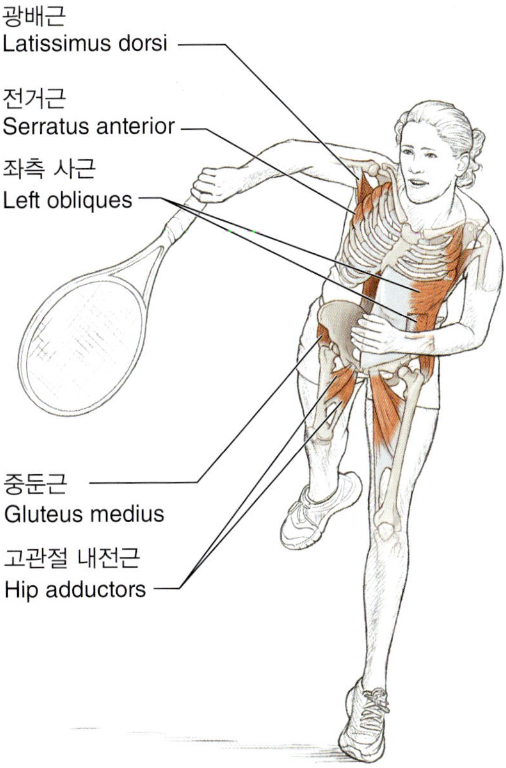

그림 1.5 테니스 선수에 몸의 나선형 선(Spiral lines)

싱글 레그 스쿼트를 하기 위해 한 발을 땅에서 들어 올리면 스쿼트 평면의 성격이 완전히 바뀐다. 싱글 레그 스쿼트는 주로 시상면 운동인 양측 스쿼트로 시작하여, 싱글 레그 스쿼트로 전환시 안정적으로 진행하기 위해 즉시 사선 시스템을 사용하여 관상면과 횡단면 제어를 시행한다.

왼쪽 다리에서 싱글 레그 스쿼트를 수행할 때는 왼쪽 둔근, 내전근 및 슬괵근을 사용하여 위쪽으로 운동을 진행하면서 흉요근막 및 대측 요방형근(quadratus lumborum)과 외복사근을 사용하여 운동 중인 왼쪽 다리 위쪽 몸통을 안정시킨다. 이 시스템은 여러분이 운동장에서 한 발로 땅을 차는 동작을 할 때마다 사용되며, 부상으로부터 여러분을 보호한다.

라켓을 휘두르거나, 공을 던지거나, 일상생활의 간단한 작업을 수행할 때 운동선수가 어떻게 근파워를 만들고 안정화시키는 지를 생각해보면, 이와 동일한 나선 패턴(spiral patterns)을 확인할 수 있다.

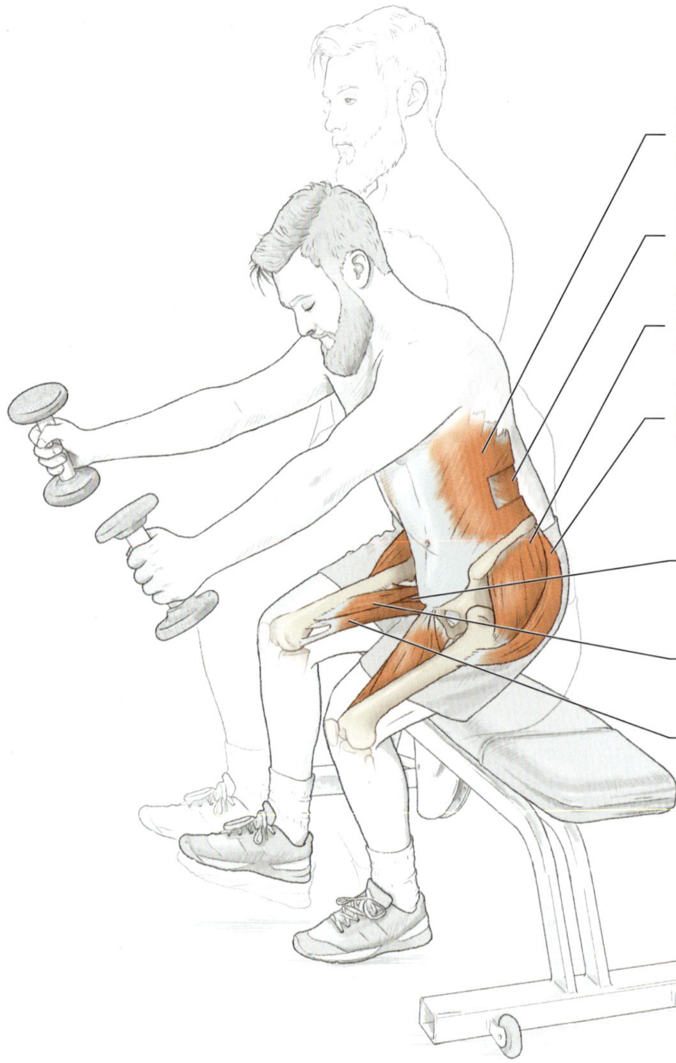

그림 1.6 싱글 레그 스쿼트 동안 협응하는 전방 및 후방 사선 시스템의 근육들

인체의 놀라운 긴장감 모델(tensegrity model)은 서로 긴밀하게 연결된 시스템으로 작동하기 때문에 강력하고 정확하며 통제된 스포츠 동작을 조정할 수 있다. 신체의 뼈, 근육, 힘줄, 근막의 네트워크는 신경계에 의해 통제되고 통합된다.

인체는 개별 부분의 합보다 전체가 더 잘 기능하는 다방향 네트워크 역할을 한다. 기능적 수행 프로그램을 구축하기 위해 운동을 선택할 때 동적 스포츠 환경에서 인체 해부학이 시스템으로서 어떻게 동시에(synchronously) 기능하는지 고려하는 것이 필수적이다. 다음 장에서는 신체의 기능적 해부학을 기반으로 하는 기능적 훈련 프로그램을 만들 수 있는 개념을 제공한다.

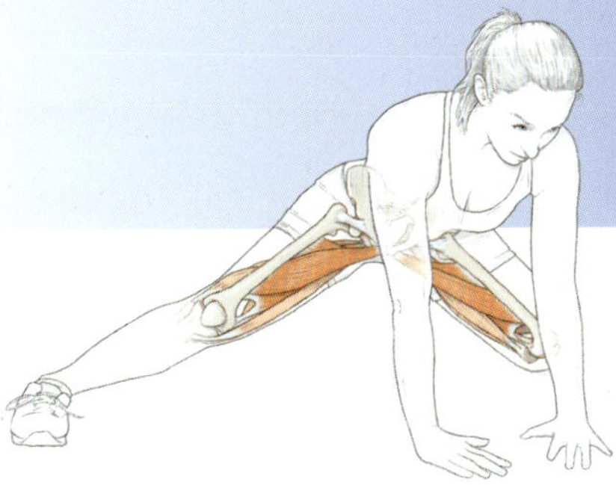

2

가동성 운동
MOBILITY EXERCISES

기능적 훈련 프로그램에서 가장 중요한 사항은 모든 관절이 통증이나 제한 없이 완전한 관절 가동 범위(full range of motion)의 운동을 시행할 수 있게 하는 것이다. 뻣뻣한 조직으로 인한 관절 가동성의 제한은 흔히 보상 움직임과 이로 인한 관절 표면의 퇴화를 초래할 수 있다.

가동성과 유연성
MOBILITY AND FLEXIBILITY

*관절 가동성*은 관절에 주어진 관절 가동 범위를 능동적으로 움직일 수 있는 능력이다. 훈련의 목표는 모든 주요 관절에서 능동 관절 가동 범위를 최대화하는 것이다.

이 정의를 읽으면 ***가동성***이 ***유연성***과 같은 의미라고 생각할 수 있지만, 기능적으로는 이 두 단어가 서로 다른 정의를 가지고 있다:

- *유연성*은 주어진 관절과 주변 연조직(soft tissue) 구조의 수동적 운동 범위를 말한다.
- *가동성*은 주어진 관절과 주변 연조직 구조의 능동적 운동 범위 및 신경학적 제어를 의미한다.

유연성과 가동성 사이의 차이가 상당해 보이지 않을 수 있고, 기능에 미치는 영향의 차이는 또한 크지 않을 수 있다. 진정한 기능적이고 효율적으로 움직이는 몸을 갖기 위해서는 유연성과 가동성을 모두 갖추기 위해 노력해야 한다.

부하가 걸린 움직임에서는 근육이 단순히 수동적으로 늘어나지 않는다; 인장 강도(tensile strength)와 신경학적 관절 제어를 사용하여 원심성 장력 하에서 근육을 늘여야 한다. 근육에 부하가 가해질 때, 파열 없이 늘어 날 수 있는 것은 유연성의 기능일 뿐만 아니라, 국소적인 근력과 신경계를 통한 움직임의 조절에 의해서 이루어진다. 야구 선수가 상대 팀의 홈런을 막기 위해 손을 뻗는 것을 생각해 보자. 어깨 탈구나 연조직 부상을 피하기 위해서는 선수가 팔을 머리 위로 뻗는 수동적인 관절 가동성을 갖는 것도 중요하지만, 움직임을 감속시키기 위해서 어깨관절 복합체의 근육에 신경학적 제어와 조직 강도도 갖춰야만 한다. 유용한 운동 범위를 만들기 위해 조직에 수동적 스트레칭을 하는 것만으로는 충분하지 않다; 또한 조직구조를 변화시키고 신경학적 조절을 만들기 위해서는 스트레칭을 하는 동안 근육의 힘을 능동적으로 만드는 것이 필요하다.

이 장의 운동 설명 부분은 운동의 질을 최대로 높이고 부상을 감소시키기 위해서, 능동적 관절 가동성을 회복하는 방법을 설명한다.

가동성과 국소적 상호의존성

MOBILITY AND REGIONAL INTERDEPENDENCE

신체의 건강과 기능은 관절이 적절한 위치에 배열되어 스트레스를 흡수하고 스트레스에 적응할 수 있는 능력에 크게 의존한다. 회복이 부족하거나 훈련량이 많아져 훈련 스트레스가 증가하면 결합 조직의 휴식시 신경학적 장력이 증가해 관절의 자유도가 제한되는 경우가 많다. 이를 방치할 경우 관절 가동성의 제한이 발생하여 관절 퇴행, 결합 조직 손상 및 이를 보상하기 위한 부적절한 운동을 초래할 수 있다.

전통적인 전신 운동을 효과적으로 시작하기 전에 신체의 각 관절이 분리된 수준에서 기능을 유지하는 것이 가장 중요하다. 한 관절에서 적절한 운동 범위와 신경학적 제어가 없다면, 그 운동 범위를 보충하기 위해 인접한 관절에서 보상할 가능성이 높다. 각 관절 시스템은 그 위와 아래의 관절 시스템의 적절한 기능에 의존하기 때문에, 신체는 각 부분적으로 상호의존적이다. 하나의 관절에서 기능의 제한이 발생하면 신체가 운동 작업을 성공적으로 완료하기 위해서는 덜 효율적인 운동 전략을 추구하게 될 수 있다.

예를 들어, 족배굴곡(dorsiflexion, 배굴, 발등굽힘)이 부족한 스쿼트 동작은 엄지 발가락의 내전(adduction)과 과도한 발의 회내(pronation), 경골의 내회전(internal rotation), 대퇴골의 내전으로 발목 관절 가동성의 제한이 보안되며, 흔하게 내측(medial) 무릎에 과도한 외반(valgus) 스트레스를 가할 수 있다(그림 2.1).

신체의 모든 관절에서 적절한 가동성을 유지하면, 관절과 주변 결합 조직에 과도한 스트레스를 주거나 인접 관절 시스템에서 보상적 움직임을 만들지 않고도 충분한 자유도로 전체 운동 범위를 움직일 수 있다.

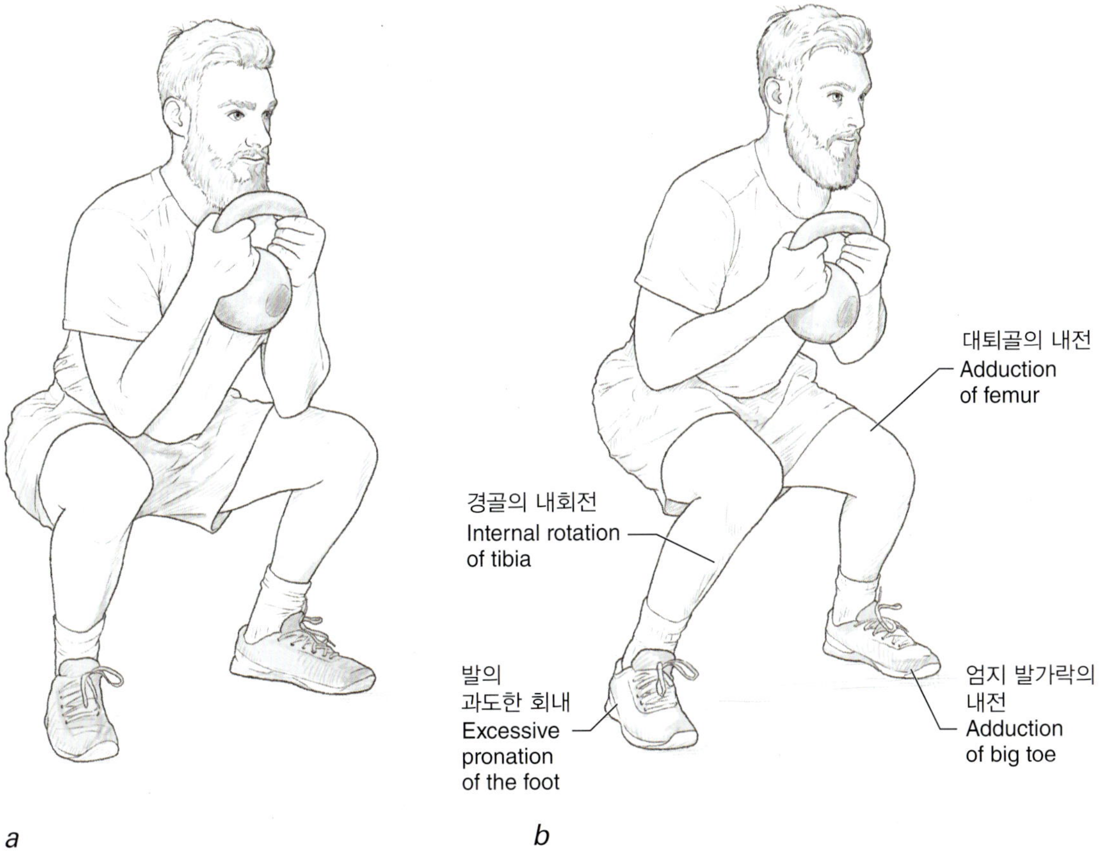

그림 2.1 (a) 적절한 기술과 충분한 가동성을 사용한 스쿼트
(b) 보상화된 동작의 스쿼트(compensated squat).

90/90 힙 스트레치(외회전과 굴곡 중심)

90/90 HIP STRETCH (EXTERNAL ROTATION AND FLEXION FOCUS)

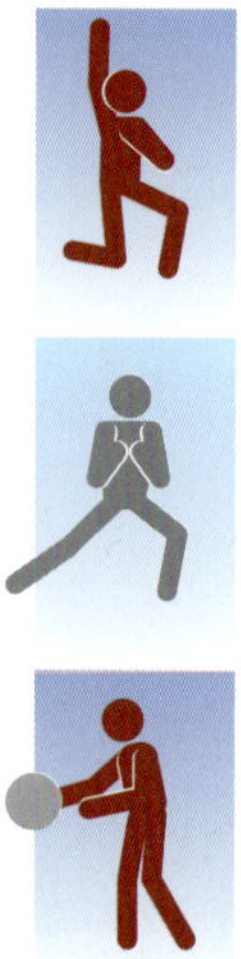

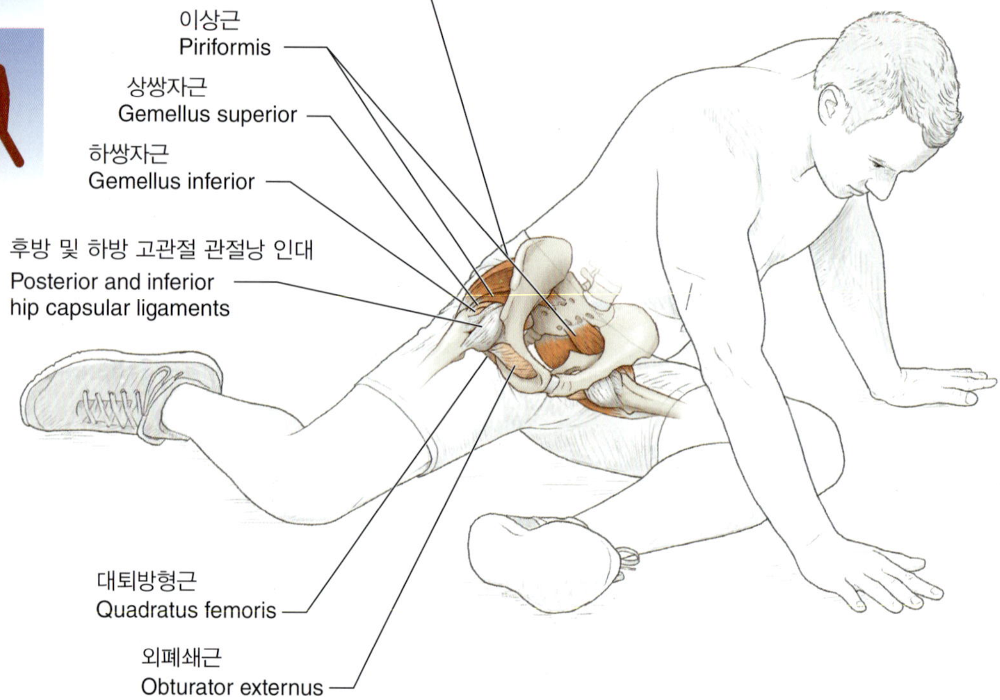

운동 수행

1. 고관절과 무릎, 발목을 모두 직각으로 유지하면서 바닥에 앉는다. 왼쪽 다리는 몸통의 앞에, 오른쪽 다리는 뒤에 둔다.
2. 양손을 앞쪽에 놓인 바깥쪽으로 회전하는 왼쪽 다리의 양쪽에 놓는다.
3. 앞다리의 둔근을 수축시켜 앞다리를 바닥 방향으로 능동적으로 눌러준다.
4. 중립적인 척주 정렬을 유지하면서 고관절의 굴곡근을 능동적으로 수축하여 몸통을 앞다리 위로 당겨 내린다. 반대쪽도 시행한다.

관련 근육

1차:

- 후하방 고관절 관절낭 인대(capsular ligaments)
- 대둔근
- 이상근

2차:

- 상방 및 하방 쌍자근
- 외폐쇄근
- 대퇴방형근

(계속)

90/90 힙 스트레치(외회전과 굴곡 중심) *(계속)*

변형 동작

90/90 힙 스트레치(내회전과 신전 중심)
90/90 Hip Stretch(Internal Rotation and Extension Focus)

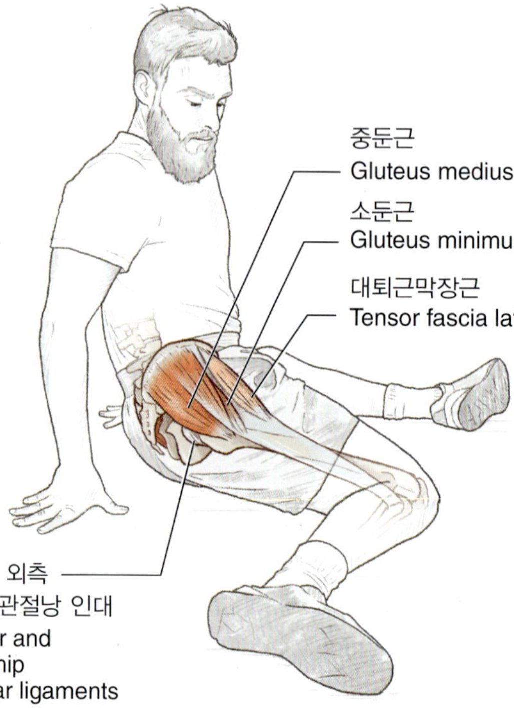

90/90 고관절 스트레칭의 변형은 고관절의 내회전과 신전에 초점을 맞추어 수행된다. 이 운동은 주요 운동과 동일하게 앉아서 90/90 자세로 수행되지만, 반대쪽 고관절을 내회전과 신전하여 스트레칭하는 데 중점을 둔다.

고관절과 무릎, 발목을 모두 직각으로 하여 바닥에 앉는다. 오른쪽 다리는 앞에 두고 왼쪽 다리는 뒤에 둔다. 손을 고관절의 양 옆에 놓고 가능한 허리를 편 자세로 앉는다. 능동적으로 두 다리를 바닥 아래 방향으로 누른다. 몸통을 안쪽으로 회전하는 다리 쪽으로 능동적으로 당긴다. 반대쪽도 시행한다.

스파이더맨 스트레치

SPIDERMAN STRETCH

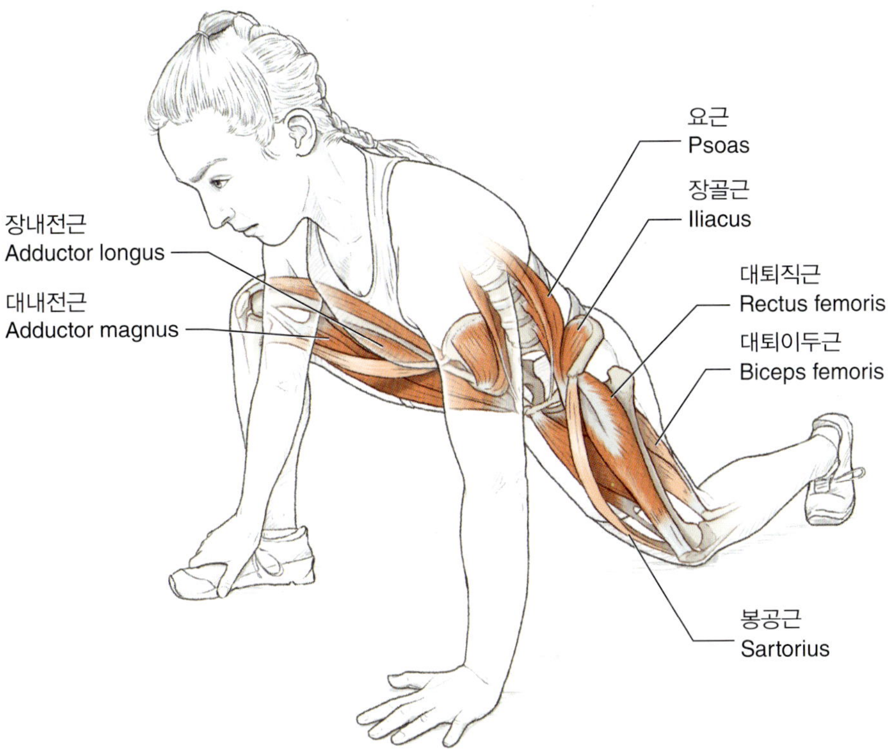

(계속)

스파이더맨 스트레치*(계속)*

운동 수행

1. 팔굽혀펴기 자세의 상단에서 손을 어깨 바로 아래에 대고 시작한다.
2. 오른발이 오른손 밖으로 나오도록 앞으로 발을 내딛고 왼쪽 무릎을 땅에 떨어뜨린다.
3. 오른쪽 내전근 조직을 늘리기 위해서 오른쪽 팔꿈치를 오른쪽 무릎에 대고 누른다.
4. 오른쪽 둔근 근육을 늘리면서 뒤쪽 고관절(rear hip)을 바닥 쪽으로 내린다. 반대쪽도 반복한다.

관련 근육

1차:

- 대내전근
- 장내전근
- 반막양근
- 반건양근
- 박근(앞쪽 고관절, front hip)
- 전방 관절낭 인대
- 장골근
- 요근
- 대퇴직근(뒤쪽 고관절, rear hip)

2차:

- 대퇴이두근(앞쪽 고관절)
- 봉공근(뒤쪽 고관절)

기능적 초점

스파이더맨 스트레치는 리드하는 고관절(lead hip)을 굴곡하고, 뒤쪽 고관절(rear hip)을 신전하여 두 관절의 가동성을 동시에 향상시키기 위한 훈련(drill)이다. 이 훈련은 특히 전력질주와 같은 활동을 위한 후방 고관절의 신전을 개선해 전력 질주와 같은 활동을 향상시키고, 리드 고관절에서 가동성을 늘려 스쿼트 운동에 효과적이다. 고관절 가동성이 부족하면 경기에서 전력 질주를 하는 동안 형태에 부정적인 영향을 미치고 척추와 골반을 통한 보상운동으로 이어져 허리통증으로 이어질 수 있다.

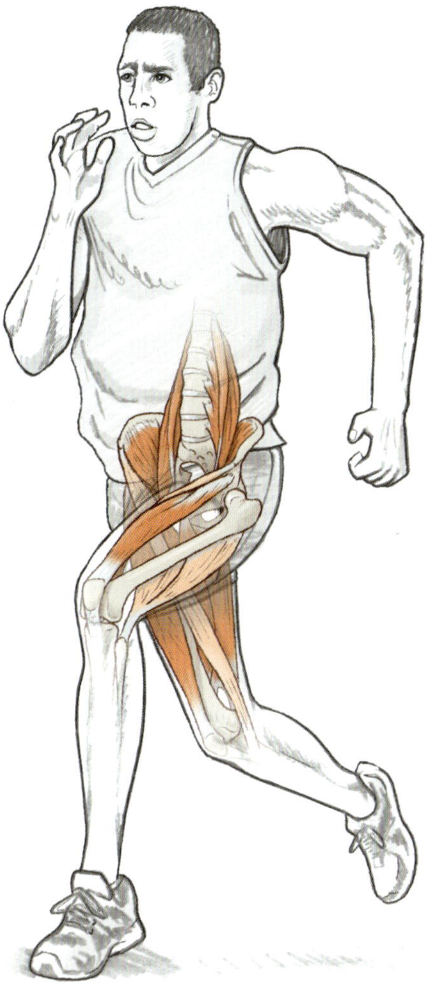

스트레이트 레그 어덕터 롹킹 (편 다리 내전근 흔들기)

STRAIGHT-LEG ADDUCTOR ROCKING

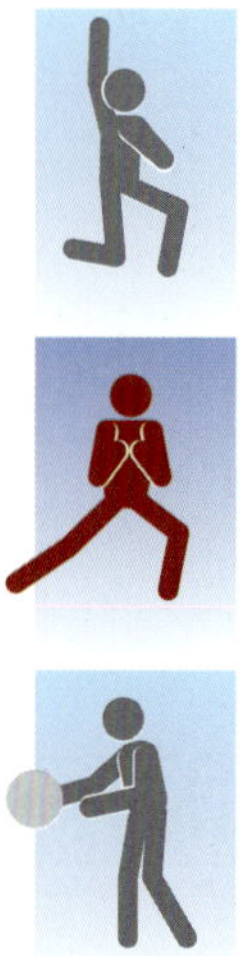

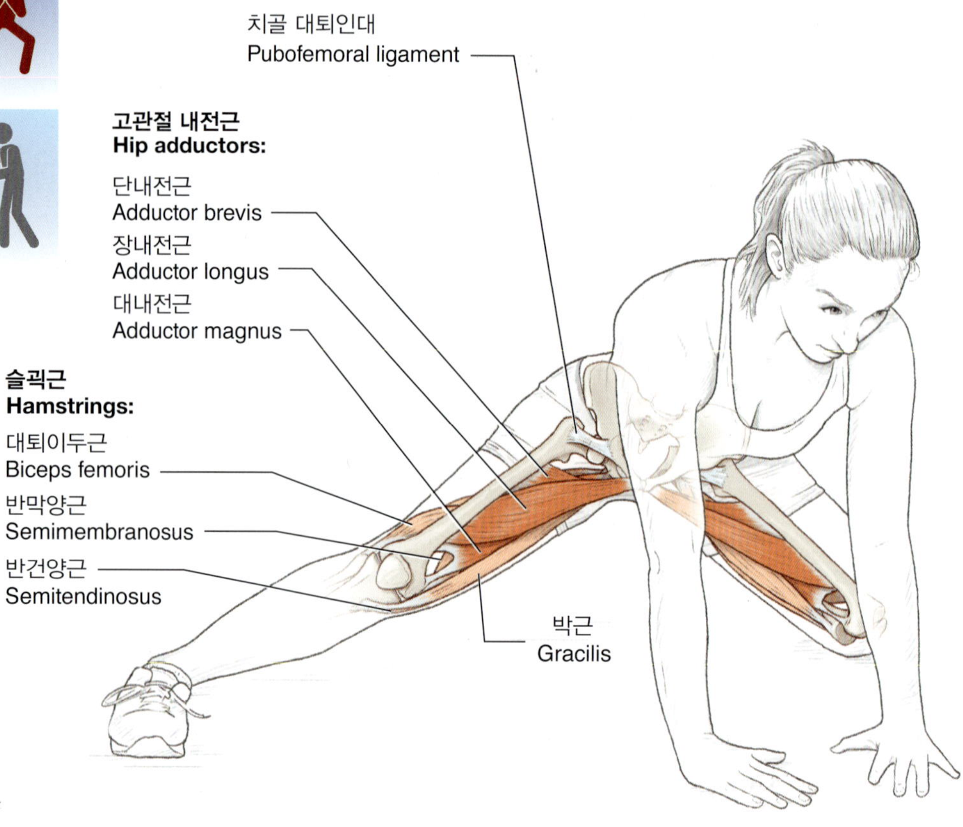

운동 수행

1. 양쪽 무릎을 바닥에 대고, 양측 고관절 사이를 최대한 벌린다.
2. 오른쪽 다리를 옆으로 곧게 펴면서 오른쪽 무릎을 펴고,
   발목을 내번(inverted)시키고, 발바닥을 바닥에 붙인다.
   이것이 시작 자세이다.
3. 척추를 곧게 유지하면서 양측 고관절을 여러분의 후방 지면 방향으로 민다.
   이 때 능동적으로 호흡을 입으로 내쉰다.
4. 몸을 앞으로 밀어 시작 자세로 돌아온다.
   계획된 횟수만큼 반복한다.
   반대쪽도 시행한다.

관련 근육

1차:

- 치골 대퇴인대
- 고관절 내전근(장내전근, 단내전근, 대내전근)

2차:

- 박근
- 치골근
- 슬괵근(반건양근, 반막양근, 대퇴이두근)

(계속)

스트레이트 레그 어덕터 롹킹(*계속*)

기능적 초점

스트레이트 레그 어덕터 롹킹은 고관절 내전근의 조직 신장성을 향상시키는데 효과적인 운동이다. 관상면에서 충분한 고관절 가동성을 갖는 것은 필드 및 코트에서 행해지는 스포츠와 스케이팅에서 방향을 전환할 때 특히 중요하게 작용한다. 고관절 내전근의 조직 신장성이 부족한 선수는 내전근 염좌와 스포츠 탈장 부상(sports hernia injuries) 위험이 높다.

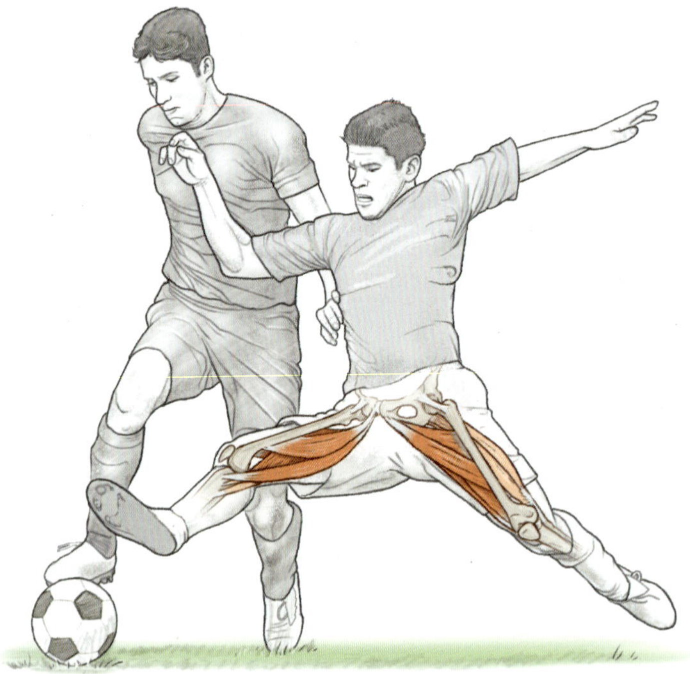

하프 닐링 힙 플렉서 스트레치
(반무릎서기 자세에서 고관절 굴곡근 스트레치)
HALF-KNEELING HIP FLEXOR STRETCH

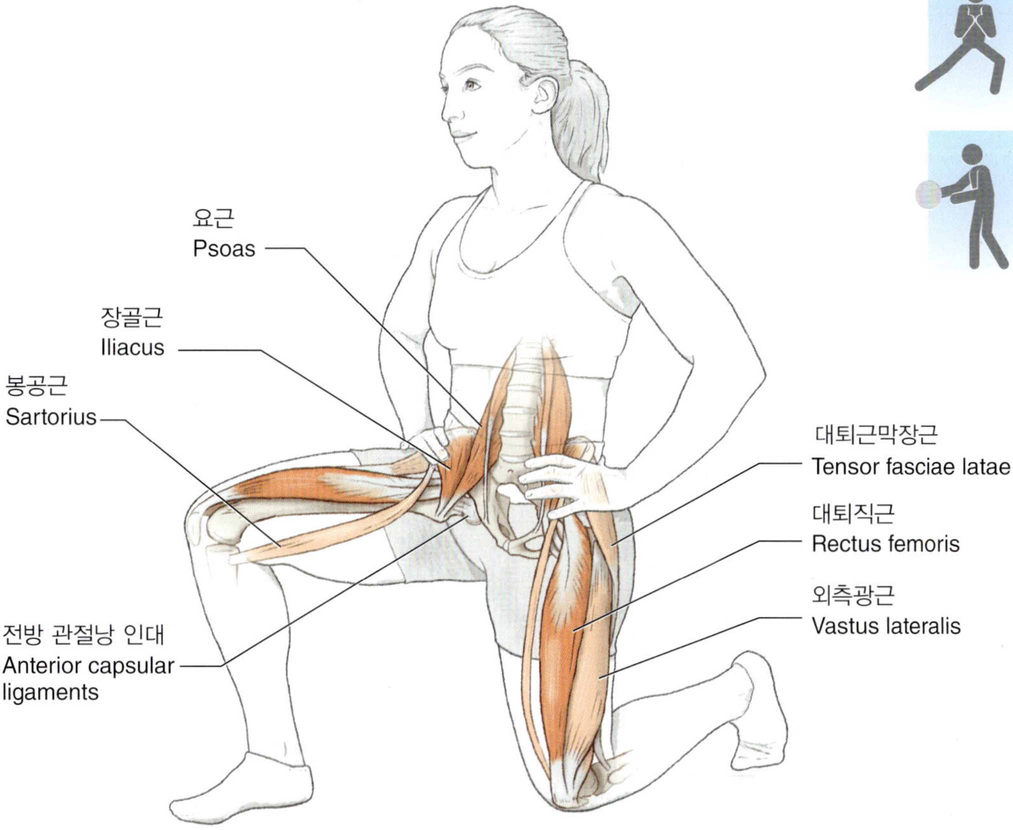

(계속)

하프 닐링 힙 플렉서 스트레치 *(계속)*

운동 수행

1. 왼쪽 무릎을 지면에 대고, 오른쪽 무릎을 세워 여러분의 앞에 둔다. 이때 양쪽 무릎각도를 각각 90°로 만든다. 이 자세를 반무릎서기 자세(half-kneeling position)라고 한다.
2. 왼쪽 발목을 족배굴곡시키고, 발가락으로 지면을 지지한다.
3. 복부의 긴장을 만들기 위해서 골반을 후방경사하고, 늑골을 아래로 당기는 데 집중한다.
4. 둔근을 수축하면서 복부의 긴장을 유지하고, 코와 입을 통해 능동적으로 횡격막 호흡을 시행한다. 반대쪽도 시행한다.

관련 근육

1차:

- 전방 관절낭 인대
- 장골근
- 요근
- 대퇴직근

2차:

- 외측광근
- 대퇴근막장근
- 봉공근

기능적 초점

반무릎서기 자세에서 고관절 굴곡근 스트레치의 목적은 전방 고관절 근육(특히 장골근, 요근, 대퇴직근)의 조직 신장성을 향상하는 것이다. 고관절 신전 가동성을 유지하는 것은 스프린팅(육상 · 수영 · 빙상 경기 따위의 단거리 경주 또는 전력 질주), 사이클링, 스케이팅과 같은 고관절 굴곡이 많이 쓰이는 스포츠 경기에서 고관절 건강을 지키는데 특히 중요하다.

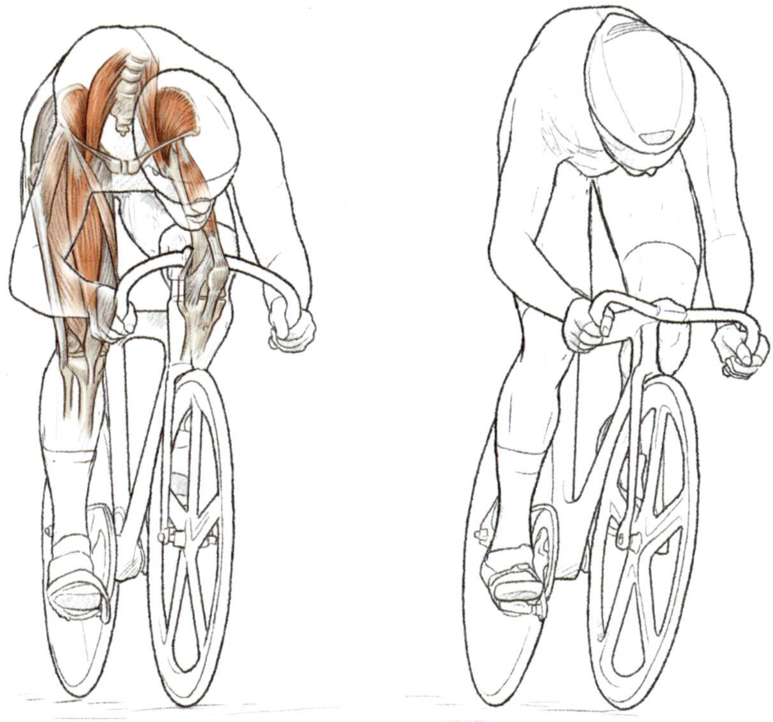

월 쿼드 스트레치 (벽에 대고 대퇴사두근 스트레치)

WALL QUAD STRETCH

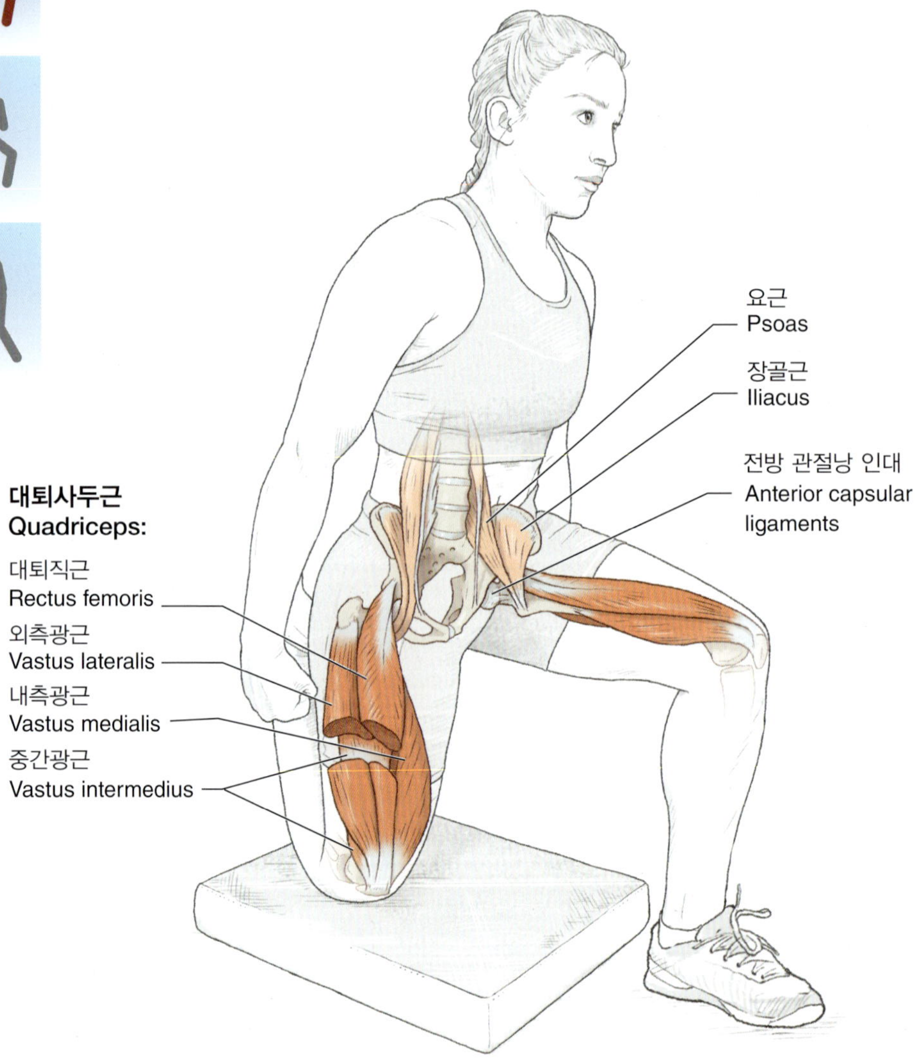

운동 수행

1. 반무릎서기 자세에서 등을 벽쪽을 향하게 하고,
   오른쪽 무릎을 접어 올려 쐐기모양을 만든다.
   이때 발이 벽과 여러분의 엉덩이 사이에 오도록 한다.
   무릎이 불편하지 않게 매트 위로 올려서 시행해도 좋다.
2. 전방에 위치한 왼쪽 다리는 무릎을 90°로 굽히고, 발을 지면에 붙인다.
3. 고관절과 척추를 펴서, 여러분의 무릎과 머리가 일직선이 되도록 앉는다.
4. 코와 입으로 능동적인 횡격막 호흡을 하면서 골반을 후방경사하고
   복부 긴장을 유지한다.

관련 근육

1차:

- 전방 관절낭 인대
- 대퇴사두근(대퇴직근, 외측광근, 내측광근, 중간광근)

2차:

- 장골근
- 요근

(계속)

월 쿼드 스트레치 *(계속)*

기능적 초점

대퇴사두근의 유연성이 부족하면 전력 질주 동안 발뒤꿈치 높이(heel height) 회복에 제한이 있을 수 있고, 슬개골 대퇴부 통증(patellar femoral pain)이 발생할 가능성이 높아진다. 가동성 훈련으로 대퇴사두근의 유연성이 향상되면 더 좋은 전력 질주 기술이 습득되면서 대퇴사두근 염좌와 무릎 통증의 발생가능성을 낮춘다.

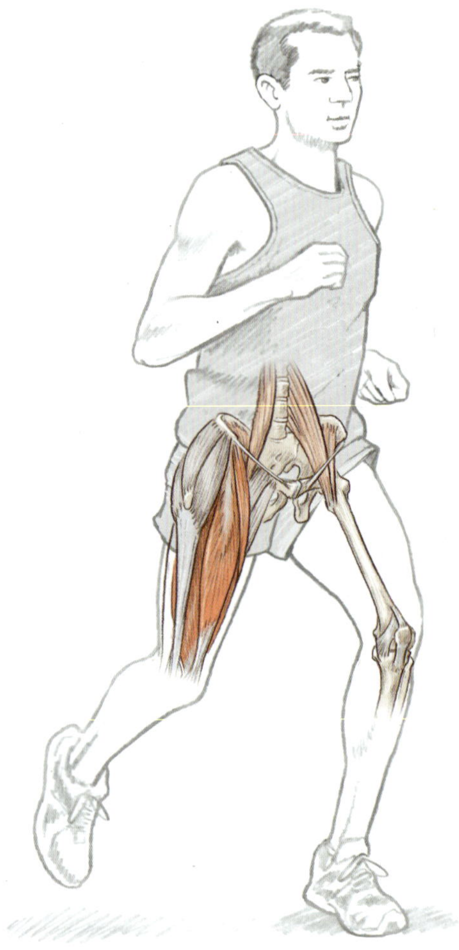

앵클 돌시플렉션(발목 족배굴곡)
ANKLE DORSIFLEXION

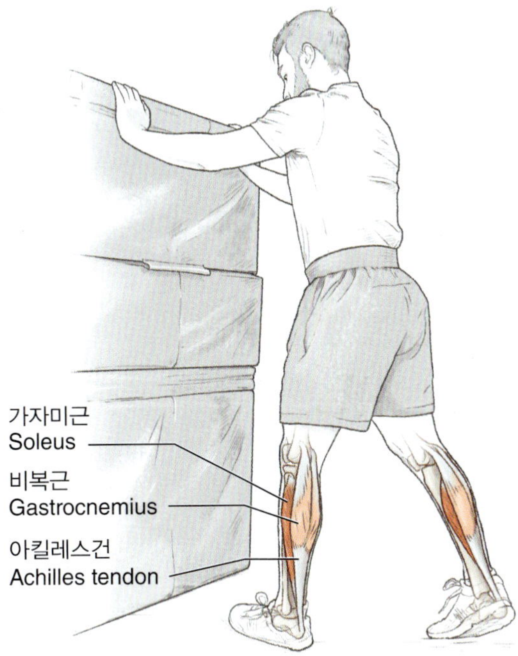

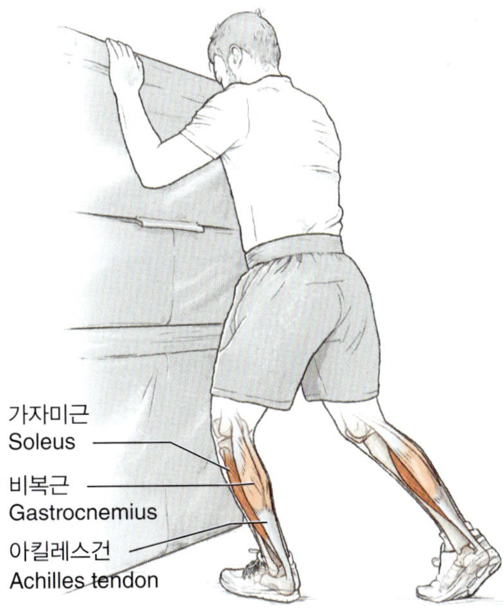

(계속)

앵클 돌시플렉션 *(계속)*

운동 수행

1. 양 손바닥으로 벽을 미는 자세를 유지하면서
   벽에서 1피트(0.3m) 떨어진 곳에 선다.
2. 발을 앞, 뒤로 각각 배치하고, 몸무게의 90%를 앞다리에 싣는다.
3. 왼쪽 다리의 발뒤꿈치는 지면에 붙이고, 오른쪽 무릎이 오른쪽 발의 가운데
   부분과 발가락 바로 위에 놓여지도록 배치한다.
   전경근(anterior tibialis)을 수축시킴으로써 능동적으로 발목을 족배굴곡 한다.
   이 자세를 10초간 유지한다.
4. 계획된 반복 횟수만큼 시행한다.
   반대쪽도 권장 횟수만큼 실시한다.

관련 근육

1차:

- 아킬레스건
- 가자미근

2차:

- 비복근

기능적 초점

발목 족배굴곡은 웨이트 룸에서 올바른 스쿼트와 런지 자세를 유지하는 것뿐만 아니라, 스포츠 경기에서 질주하거나 감속하는 동작을 시행할 때 매우 중요하다. 발목의 족배굴곡이 부족하면, 발목 염좌 및 가자미근과 비복근, 아킬레스건, 족저근막의 연부조직 손상의 위험에 노출되기 쉽다.

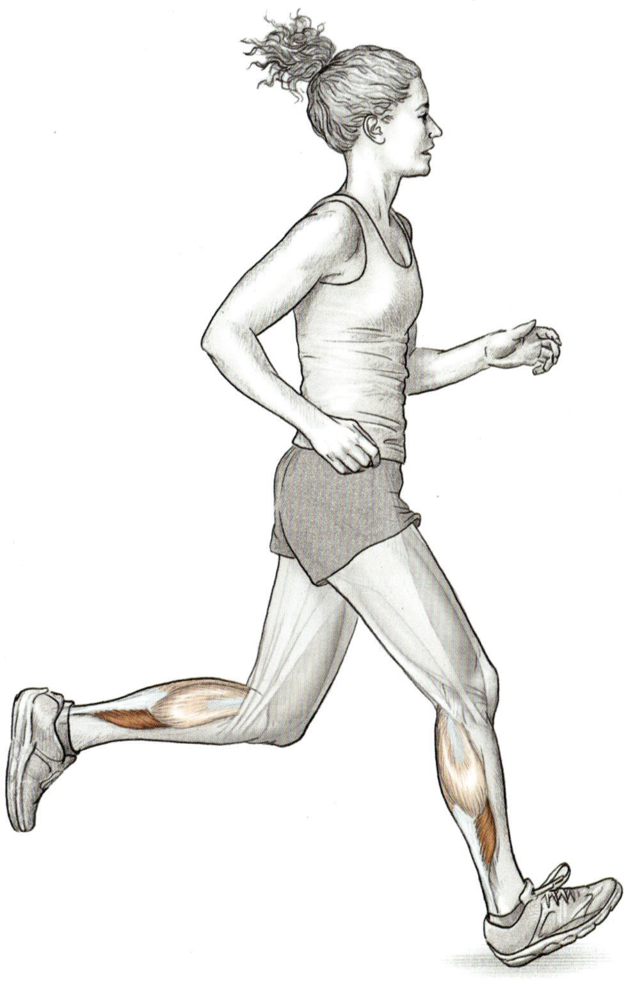

숄더 컨트롤드 아티큘라 로우테이션 (어깨 제어 관절회전, 굴곡 중심)

SHOULDER-CONTROLLED ARTICULAR ROTATION(FLEXION FOCUS)

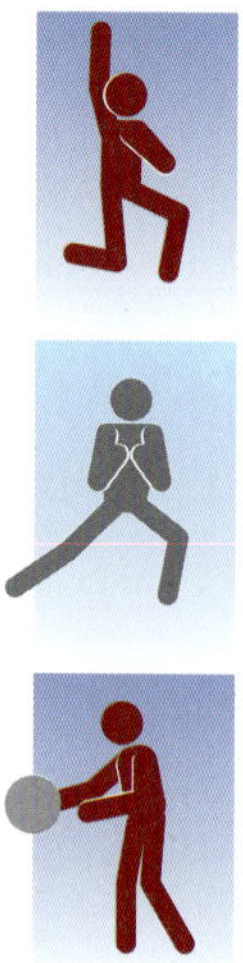

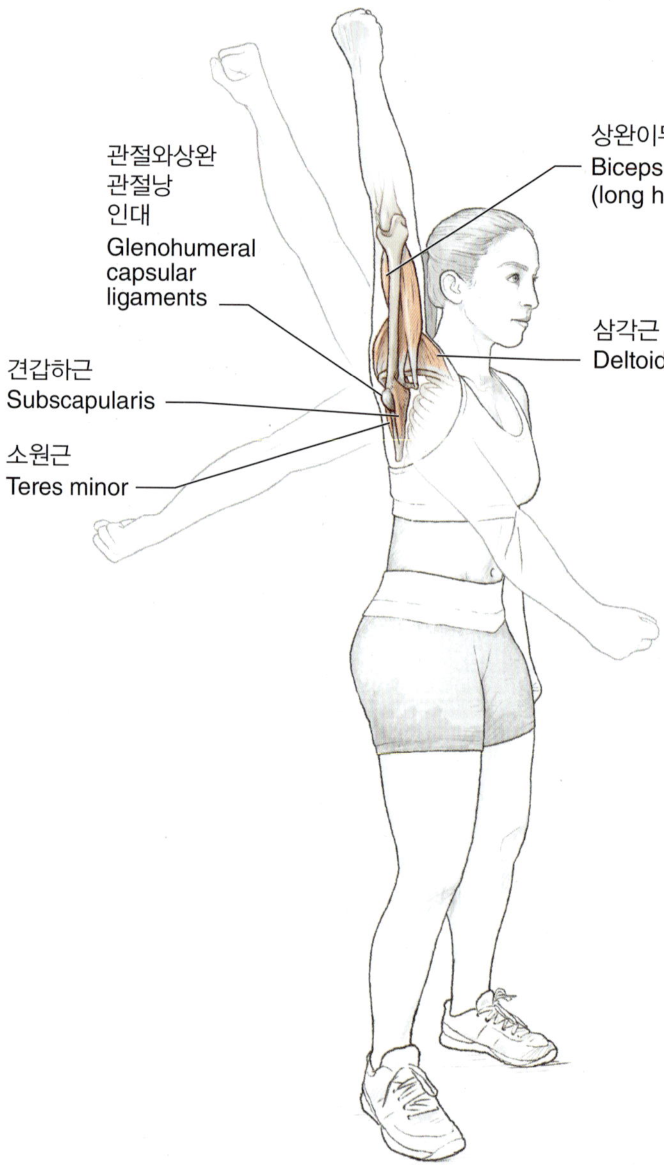

운동 수행

1. 어깨의 측면 부분이 벽을 향하도록 하여 벽에서 약 1피트(0.3m) 떨어진 곳에 선다.
2. 팔꿈치를 곧게 펴고 팔을 완전히 회외(supinated) 및 외회전시킨 상태에서, 가슴을 확장하고 회전하는 보상적 움직임이 없이 어깨를 최대한 위로 굽힌다(flextion).
3. 어깨가 최대굴곡 위치에 도달하면 팔을 내회전 및 회내(pronate)하여 몸 뒤쪽으로 돌려 시작 자세로 돌아간다.
4. 이 운동은 천천히 그리고 통제 하에 시행되어야 하며, 관절 주위 근육에 긴장을 유지하면서 흉부를 통한 보상적인 움직임이 없어야 한다. 반대쪽에서 반복하기 전에 다섯 번 시행한다.

관련 근육

1차:

- 관절와상완 관절낭 인대

2차:

- 삼각근
- 상완이두근(장두)
- 회전근개(견갑하근, 극상근, 극하근, 소원근)

(계속)

솔더 컨트롤드 아티큘라 로우테이션 (굴곡 중심) *(계속)*

변형 동작

숄더 컨트롤드 아티큘라 로우테이션(어깨 제어 관절회전, 신전 중심)
SHOULDER-CONTROLLED ARTICULAR ROTATION(Extension Focus)

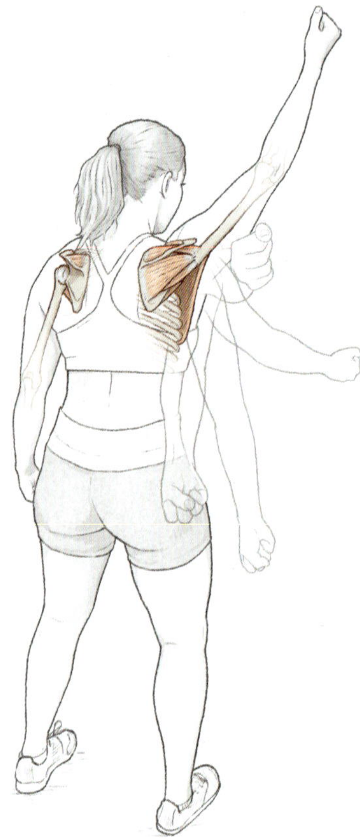

관절와상완 관절의 어깨 제어 관절회전 변형 동작은 전반적인 회전운동을 신전으로부터 발전시키는 데 초점을 맞춘다. 어깨의 측면 부분이 벽을 향하도록 하여 벽에서 약 0.3m 떨어져 선다. 팔꿈치를 곧게 펴고 팔을 완전히 회내 및 내회전시킨 상태에서, 가슴을 확장하고 회전하는 보상적 움직임이 없이 어깨를 최대한 뒤로 신전한다(extend). 어깨가 최대신전 위치에 도달하면 팔을 외회전 및 회외하여 몸 앞쪽으로 돌려 시작 자세로 돌아간다. 이 운동은 천천히 그리고 통제 하에 시행되어야 하며, 관절 주위 근육에 긴장을 유지하면서 흉부를 통한 보상적인 움직임이 없어야 한다. 반대쪽에서 반복하기 전에 다섯 번 시행한다.

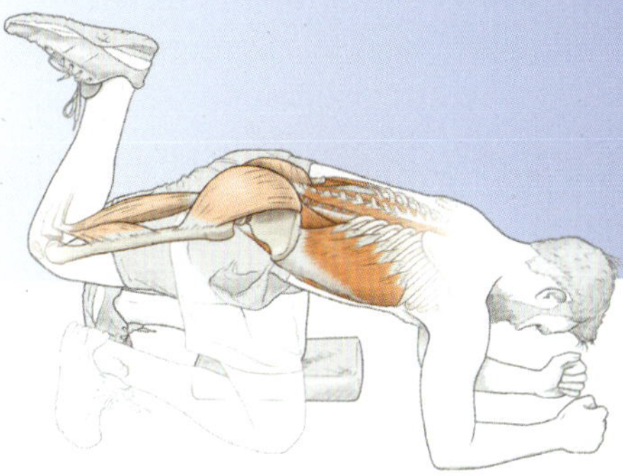

3

운동 조절과 움직임 준비 운동

MOTOR CONTROL AND MOVEMENT PREPARATION EXERCISES

움직임(Movement) 준비 훈련은 운동 선수들에게 가장 효율적으로 움직이는 방법을 가르치고 신체를 더 강도 높은 운동에 대비하기 위해 사용되는 운동 프로그램이다. 이러한 운동은 신경학적 경로를 통해 움직임을 조절하는 개인의 능력인 운동 조절을 개선하고 향상시킨다. 움직임 패턴을 완성하는 데 필요한 관절 가동성을 가지고 있다고 가정하면, 당신은 근력 운동 프로그램 내에서 점진적으로 부하를 늘리기 전에 저부하 상태에서 해당 관절 가동 범위를 효율적으로 움직이는 능력을 개발하기를 원할 것이다. 간단히 말해서, 여러분은 적절한(right) 시기에 적절한 근육을 사용해서 올바른 관절을 움직이는 법을 배울 필요가 있다.

운동선수들은 훈련과 경기에서 부상 위험을 더 높일 수 있는 비효율적인 보상 운동 기전을 흔하게 보여준다. 예를 들어, 고관절 신전 부족 또는 코어 안정성 부족(또는 둘 다)에 대한 보상으로 허리 신전하는 모습이 관찰된다. 이와 같은 보상 기전은 보상하는 근육들의 과다사용, 국소 관절변성, 피로감을 초래할 수 있다. 운동 패턴을 점진적으로 재훈련함으로써, 시간이 지남에 따라 여러분의 움직임은 효율적이 될 것이고 부상과 생체역학적 손상의 가능성을 줄일 것이다.

이상적으로는 당신은 훈련 프로그램의 강도와 근파워 부분에서 사용하고자 하는 운동과 직접적으로 연관이 있고, 스포츠의 특정 수행능력과 상관관계가 있는 훈련을 선택하길 원한다. 낮은 역치값의 근력 및 근파워 훈련에서 높은 역치값으로 이행하는 움직임 준비 훈련을 사용하면 움직임 효율성을 먼저 보장하면서 움직임 패턴에 부하 및 속도를 추가할 수 있다.

다음은 기능적 훈련 프로그램에서 움직임 준비 훈련과 근력과 근파워 운동 사이의 점진적인 연관성을 보여주는 예이다.

레그 로워(The leg lower, 다리 내리기)는 골반 안정성을 만들고 고정된 다리의 반대측 고관절 굴곡과 신전을 향상시키는데 사용된다(그림 3.1, 운동 설명 p45-48 참고). 레그 로워 훈련은 복부 근조직을 훈련시켜 골반을 안정시키고, 고관절 굴곡근과 슬괵근의 휴식시 근긴장을 감소시키며, 고관절 굴곡과 신전시 운동범위를 더 크게 확장하도록 한다. 완전한 고관절 굴곡과 신전에 접근하는 능력은 달리기뿐만 아니라 싱글 레그 데드리프트와 같은 운동을 실행하는 능력에서 필수적이다(1장 참조).

싱글 레그 데드리프트는 후방 체인 근력과 다면 고관절 안정성을 발달시키는 근력 운동이다. 이를 적절하게 시행하기 위해서는 완전한 고관절 굴곡과 신전이 가능해야 하므로 그림 3.1과 같이 다리 하단의 움직임 준비 훈련을 먼저 해야 한다.

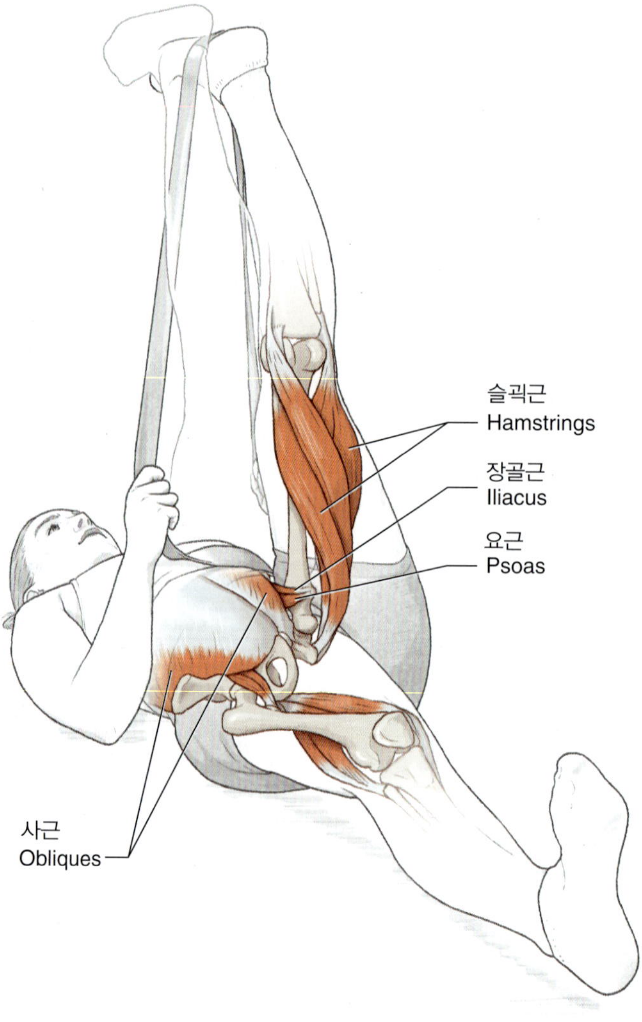

그림 3.1 레그 로워는 싱글 레그 데드리프트와 같은 경첩 운동(hinging exercises)을 하는 동안, 골반 안정화를 발달시키는데 사용된다. 이는 고정된 다리의 반대측 고관절 굴곡과 신전을 향상시킨다.

축구공을 차기 위해 빠른 속도로 한 발로 몸을 지지하는 것(planting a foot)과 같은 행동은 상당한 고관절 가동성과 안정성을 요구한다(그림 3.2 참조). 경기에서 이 움직임을 기능적으로 시행하려면, 여러분들은 고관절 가동 범위를 향상시키기 위해서 다리 내리기 운동을 수행해야 하고, 고관절 안정성을 발달시키기 위해 싱글 레그 데드리프트를 훈련해야 한다.

높은 부하(high–load) 및 빠른 속도(high–velocity) 활동을 수행하기 전에, 낮은 부하(low–load) 및 낮은 스트레스(low–stress) 조건에서 관절 위치를 확보하는 것이 중요하다. 앞에서 말한 것처럼, 운동 조절 훈련은 효율적인 운동 전략을 개발하고 더 높은 강도의 훈련으로 넘어가기 전에 시행하는 워밍업을 도울 수 있다.

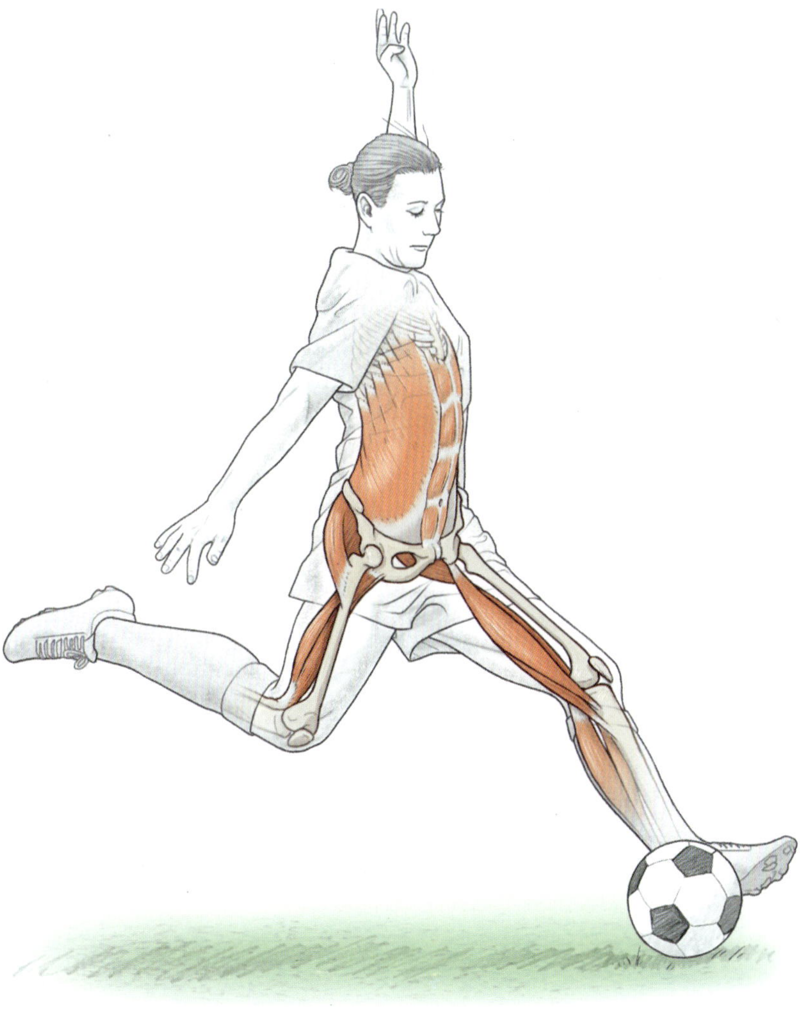

그림 3.2 운동선수는 요추에서의 보상 없이 고관절이 최대한 분리되면서 지지하는 다리를 안정시킬 수 있을 만큼 충분히 강해야 한다.

수파인 다이어프래메릭 브리딩 (앙와위 횡격막 호흡)

SUPINE DIAPHRAGMATIC BREATHING

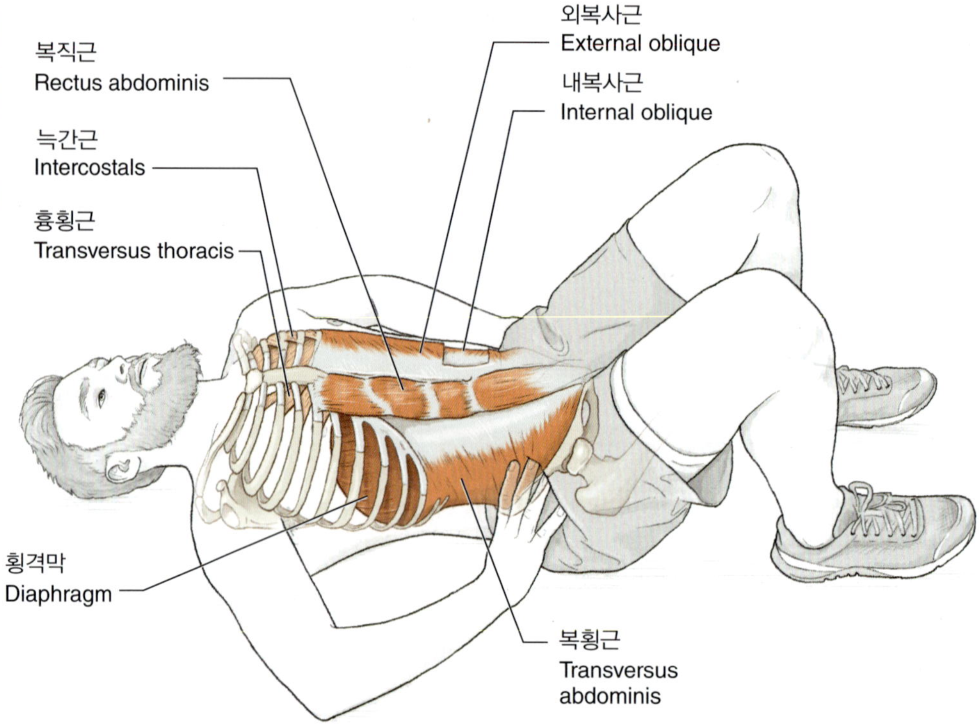

운동 수행

1. 양쪽 무릎을 구부리고 양발을 바닥에 붙이고 반듯이 눕는다.
2. 척추를 편평하게 바닥에 붙이고 꼬리뼈가 올라가도록 골반을 약간 후방경사한다.
3. 가슴을 사방으로 넓히면서 4초간 코로 호흡을 들이마신다.
4. 8초 동안 입으로 호흡을 내쉬면서 흉곽을 아래 및 안쪽으로 당긴다. 2초간 호흡을 멈춘다.

관련 근육

1차:

- 횡격막
- 복직근
- 내복사근
- 외복사근
- 복횡근

2차:

- 흉횡근
- 늑간근

(계속)

수파인 다이어프래메릭 브리딩 *(계속)*

기능적 초점

횡격막 호흡 운동의 목적은 운동선수들의 필수적인 호흡근들을 동원하는 능력을 훈련하는 것이다. 횡격막과 내복사근 및 외복사근을 적절히 사용하면 환기 중에 가스 교환을 개선할 뿐만 아니라 운동 중 코어 안정성 및 흉곽과 골반의 배열을 향상 시킬 수 있다.

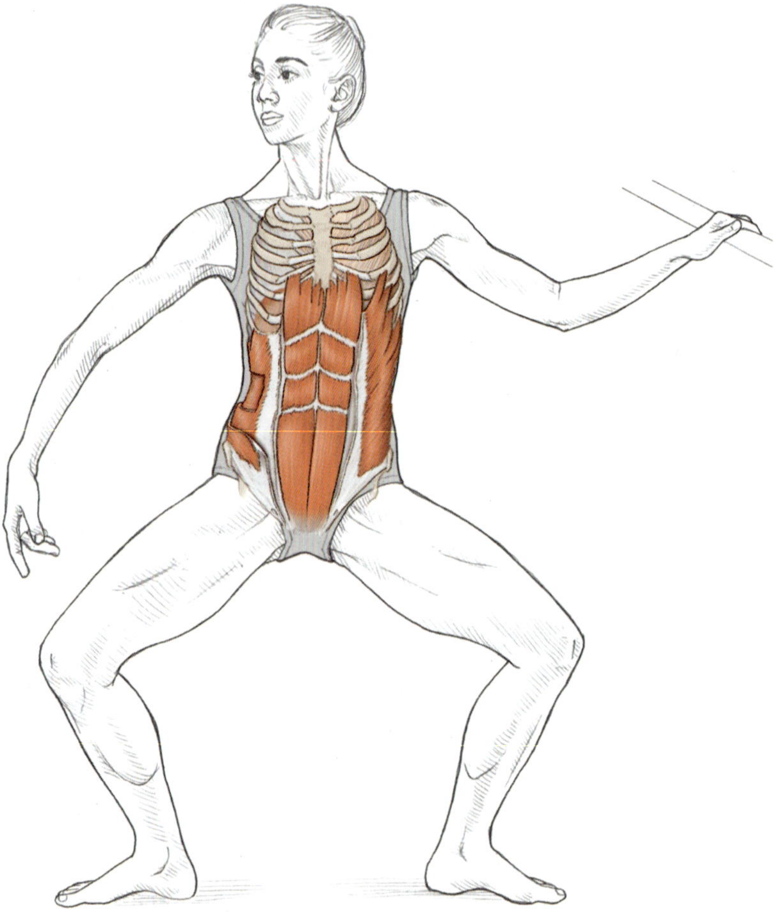

플로어 슬라이드(바닥 슬라이드)

FLOOR SLIDE

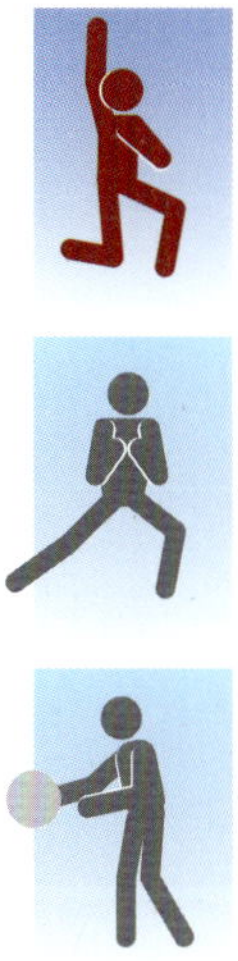

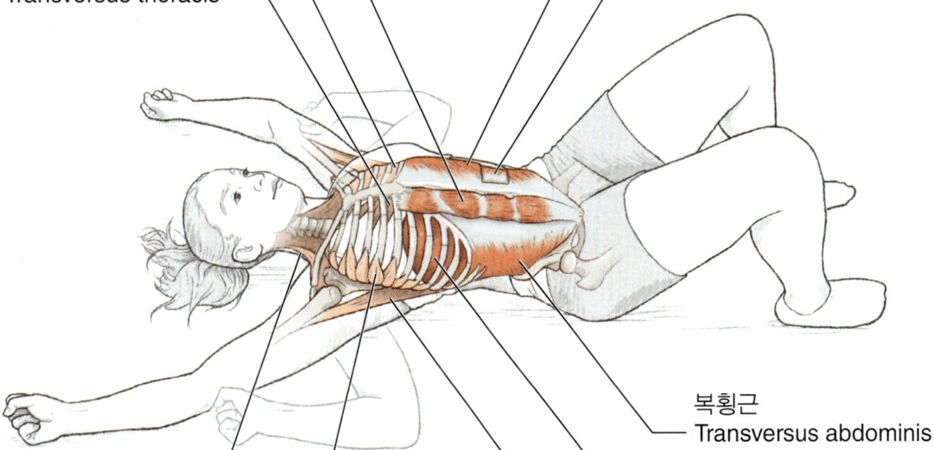

(계속)

플로어 슬라이드_(계속)_

운동 수행

1. 양쪽 무릎을 구부리고 양 발을 바닥에 붙인 채, 천장을 바라보고 눕는다. 양쪽 어깨를 외회전시키고 양 팔꿈치를 굴곡하여 양팔을 몸통의 양쪽 옆 바닥에 W자로 놓는다.
2. 척추를 바닥에 붙이고 꼬리뼈가 올라가도록 골반을 약간 후방경사한다.
3. 운동을 시작하기 전에 코로 호흡을 들이마신다. 입으로 호흡을 내쉬면서, 양 팔을 머리 위로 최대한 멀리 뻗는다. 이때 양 손과 팔꿈치는 지면에서 떨어지지 않도록 주의한다.
4. 팔꿈치를 시작 위치로 되돌리면서 호흡을 들이마신다. 전체 운동을 하는 동안 요추와 바닥의 접촉을 유지한다.

관련 근육

1차:

- 횡격막
- 복직근
- 내복사근
- 외복사근
- 복횡근
- 소원근
- 극하근
- 견갑하근

2차:

- 흉횡근
- 늑간근
- 광배근
- 전거근
- 상부 및 하부 승모근

기능적 초점

바닥 슬라이드는 어깨가 머리 위로 굴곡 및 외회전을 수행하는 동안 상완골, 견갑골 및 흉곽의 운동 조절이 적절한 순서를 갖도록 훈련하기 위해 사용된다. 운동선수들이 어깨 가동성이 제한되고 몸통의 항신전 조절이 부족하다면 보상운동 전략으로 어깨 굴곡이 몸통 신전으로 대체되는 경우가 많아져 어깨 충돌이나 목·어깨 통증의 위험을 높일 수 있다. 이 훈련은 여러분에게 흉강의 하강 및 내회전을 유지한 채, 상완골의 굴곡 및 외회전과 견갑골의 상방 회전을 할 수 있도록 가르친다. 이 훈련의 동작이 향상되면, 던지기 및 머리 위로 밀기(overhead press), 턱걸이(pull-ups) 와 같은 머리 위로 팔을 올려 시행하는 훈련들에서 적절한 동작을 수행할 수 있게 될 것이다.

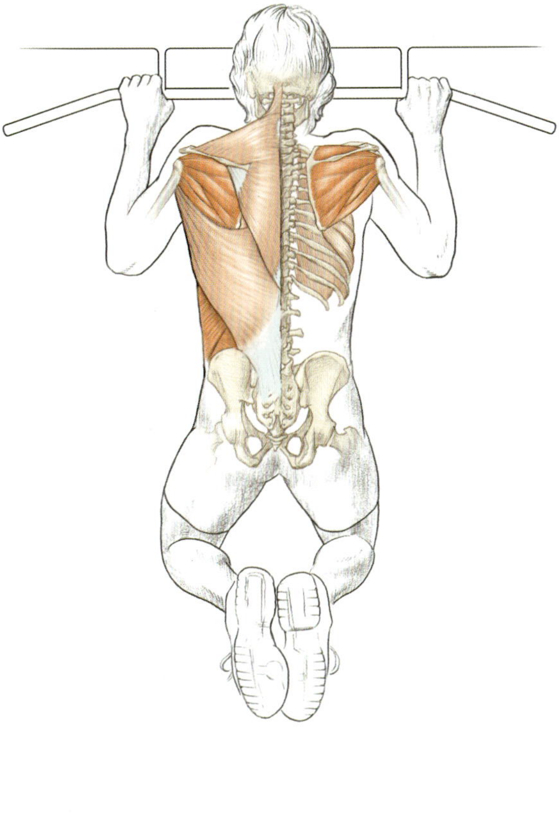

(계속)

플로어 슬라이드 *(계속)*

변형 동작

월 슬라이드(벽 슬라이드)
Wall Slide

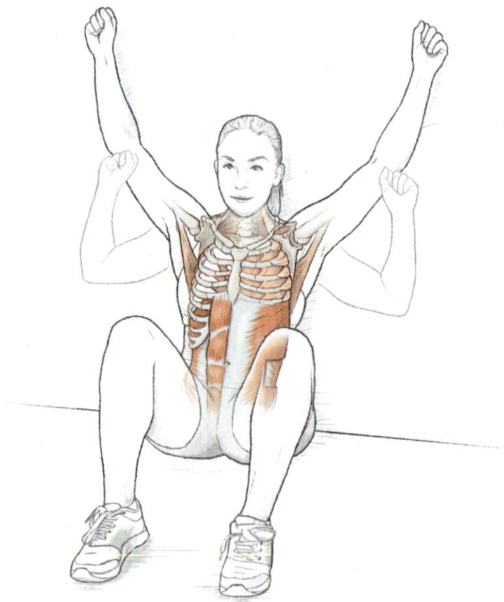

무릎을 구부리고, 발은 바닥에, 머리와 척추는 벽에 붙인 채 벽의 밑부분에 기대어 앉는다. 양쪽 어깨를 각각 외회전시키고 양쪽 손등과 전완, 어깨를 벽에 붙이고 팔꿈치를 접어 양 팔로 W자 모양을 만든다. 운동을 시작하기 전에 코로 호흡을 들이마신다. 입으로 호흡을 내쉬면서, 양 팔을 머리 위로 최대한 멀리 뻗는다. 이때 양 어깨는 능동적으로 외회전을 유지하고, 요추와 양 주먹과 전완이 벽에서 떨어지지 않도록 주의한다. 팔꿈치를 시작 위치로 되돌리면서 호흡을 들이마신다. 전체 운동을 하는 동안 요추, 전완 및 손이 벽과 접촉을 유지한다.

벽 슬라이드는 바닥 슬라이드 훈련의 다음 단계로, 몸통을 수직으로 세우면서 더 어려워졌다. 그 이유는 수직 방향으로 운동을 하려면 바닥의 지지 없이 시상면에서 척추를 안정시켜야 하기 때문이다. 또한 수직운동시 더 이상 중력의 도움을 받아 어깨를 외회전시키지 못하고 팔과 벽의 접촉을 유지하기 위해 어깨 외회전을 능동적으로 해야 한다.

레그 로워 위드 밴드 스테이빌라이제이션 (밴드 안정화를 이용한 다리 내리기)

LEG LOWER WITH BAND STABILIZATION

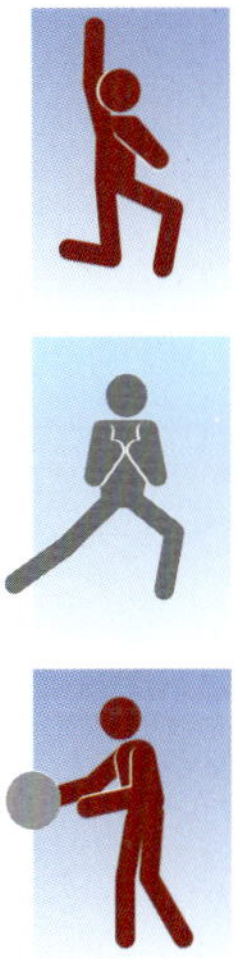

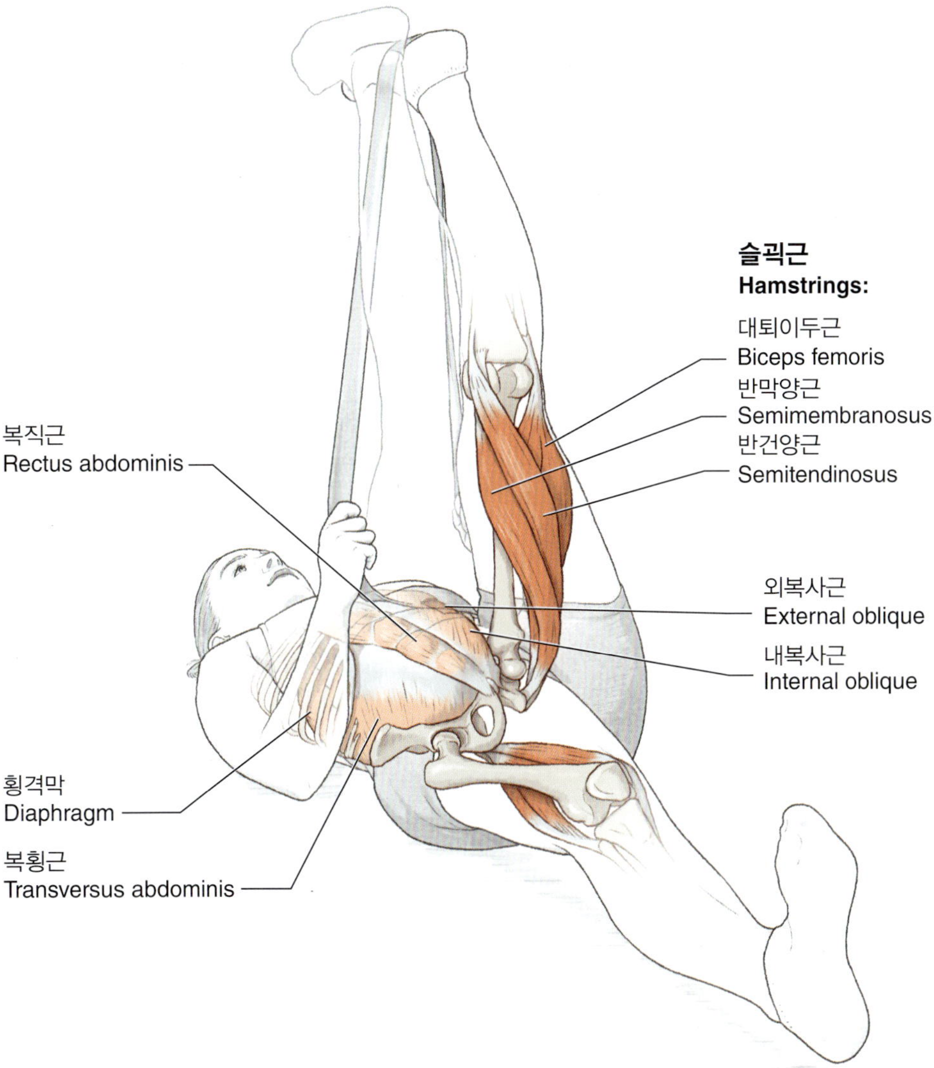

(계속)

레그 로워 위드 밴드 스테이빌라이제이션 *(계속)*

운동 수행

1. 양쪽 무릎을 펴고, 바닥에 등을 대고 눕는다.
   밴드의 중앙에 왼쪽 발의 아치를 두고 양손으로 밴드의 양끝을 각각 잡는다.
2. 양쪽 고관절을 굴곡하면서 무릎을 편 채로 양쪽 다리를 최대한 높이 올린다.
3. 운동을 시작하기 전에 코로 호흡을 들이마신다. 입으로 호흡 내쉬면서
   밴드가 없는 오른쪽 다리를 무릎을 편 채로 천천히 내린다.
4. 밴드로 고정한 왼쪽 다리는 운동하는 동안 완전히 움직이지 않고
   똑바로 유지한다. 호흡을 들이마시면서 내렸던 오른쪽 다리를 위쪽으로 올린다.
   반대쪽도 시행한다.

관련 근육

1차:

- 슬괵근(반건양근, 반막양근, 대퇴이두근)

2차:

- 복직근
- 횡격막
- 내복사근
- 외복사근
- 복횡근

기능적 초점

다리 내리기 운동은 고정된 다리 반대쪽의 고관절 굴곡과 신전을 발달시킬 수 있다. 완전한 가동범위로 고관절을 굴곡 및 신전할 수 있는 능력은 부상을 초래하고 운동 수행을 제한할 수 있는 척추와 골반의 보상적인 움직임 없이, 달리고 고관절 굴곡을 할 수 있게 한다. 밴드의 보조를 받는 동작을 잘 수행할 수 있게 된 후에는 보조 없는 변형 운동을 진행하여 몸통 및 골반, 대퇴의 운동 조절을 더욱 발전시켜야 한다.

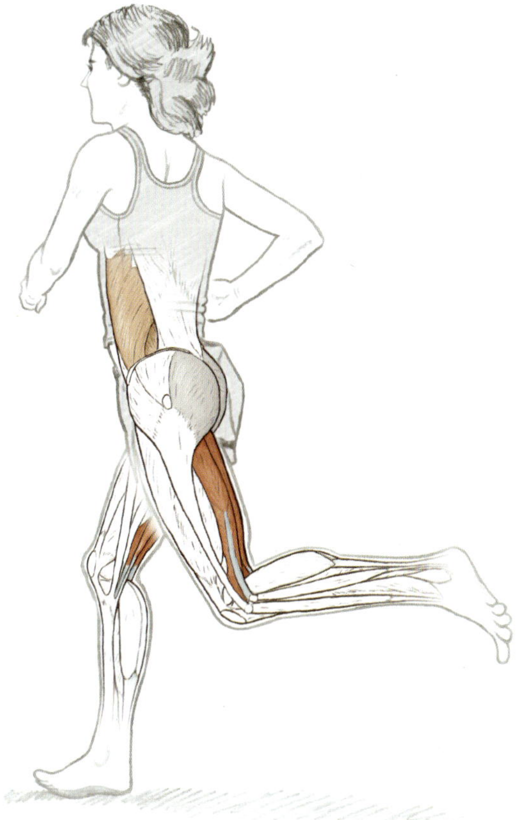

(계속)

레그 로워 위드 밴드 스테이빌라이제이션 *(계속)*

변형 동작

어너시스티드 레그 로워(보조없이 다리 내리기)

Unassisted Leg Lower

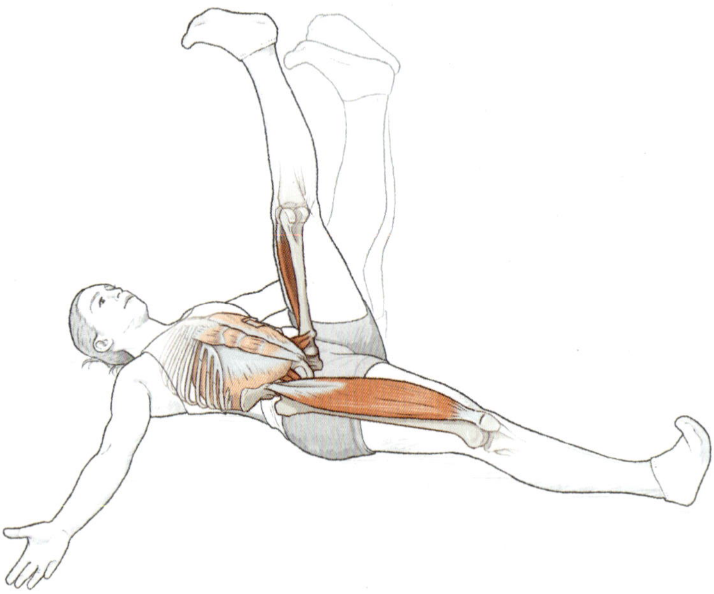

양쪽 무릎을 펴고, 바닥에 등을 대고 눕는다. 양쪽 고관절을 굴곡하면서 무릎을 편 채로 양쪽 다리를 최대한 높이 올린다. 양쪽 고관절을 굴곡하면서 무릎을 편 채로 다리를 최대한 높이 올린다. 입으로 호흡을 내쉬면서 오른쪽 다리를 무릎을 편 채로 천천히 내린다. 이때 고정된 왼쪽 다리를 완전히 움직이지 않고 곧게 유지한다. 호흡을 들이마시면서 내렸던 오른쪽 다리를 위쪽으로 올린다. 반대쪽도 시행한다.

쿼드루페드 힙 익스텐션 프럼 엘보우즈
(네발기기 자세에서 팔꿈치로부터 고관절 신전)
QUADRUPED HIP EXTENSION FROM ELBOWS

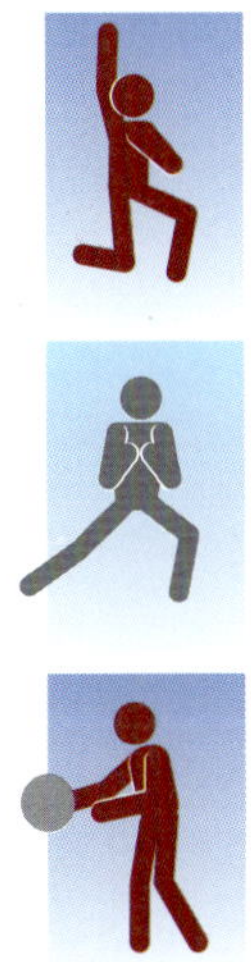

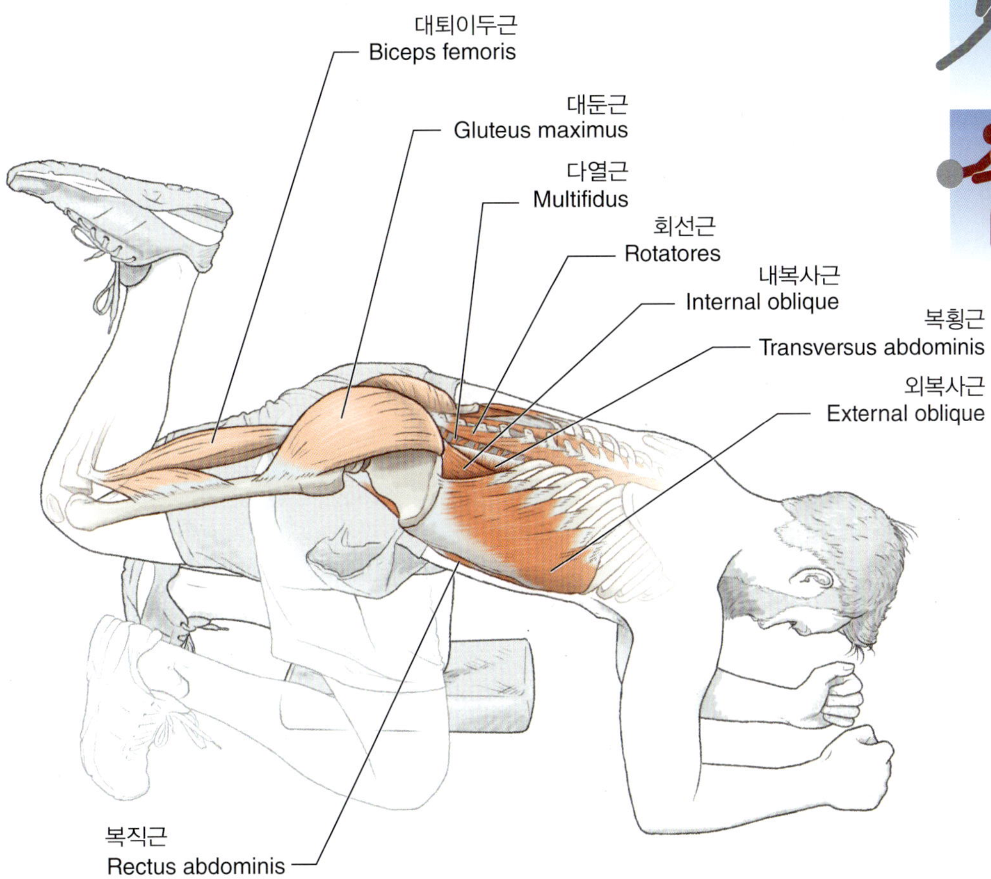

(계속)

쿼드루페드 힙 익스텐션 프럼 엘보우즈 *(계속)*

운동 수행

1. 양쪽 상완을 바닥에 붙인 채, 양쪽 팔꿈치를 각각의 어깨 아래 정렬하고 양 무릎을 각각의 고관절 아래 정렬한 네발기기 자세로 시작한다. 왼쪽 무릎만 패드 위에 올려 놓는다.
2. 운동을 시작하기 전에 코로 호흡을 들이마신다. 입으로 호흡을 내쉬면서, 패드에 올려 놓지 않은 오른쪽 다리를 허벅지가 지면과 평행이 될 때까지 천천히 들어 올린다.
3. 오른쪽 발뒤꿈치를 천장 쪽으로 뻗으면서, 오른쪽 고관절을 신전시킨다. 이때 척추를 중립상태로 유지한다.
4. 무릎을 시작 위치로 되돌리면서 호흡을 들이마신다. 반대쪽도 시행한다.

관련 근육

1차:

- 복직근
- 횡격막
- 내복사근
- 외복사근
- 복횡근
- 다열근
- 회선근

2차:

- 대둔근
- 대퇴이두근

기능적 초점

네발기기 자세에서 고관절 신전하는 동작의 초점은 고관절의 신전과 척추 및 골반의 신전 사이의 해리성을 발달시키는 것이다. 운동선수들은 고관절 신전성 및 코어 근력의 항신전성의 부족을 허리 신전으로 보완하는 경우가 많다. 이는 선수들의 허리 통증 위험을 높인다. 본 운동을 적절하게 실행하는 동안, 여러분은 요추에서 보상적인 움직임 없이 고관절을 완전히 신장해야 한다.

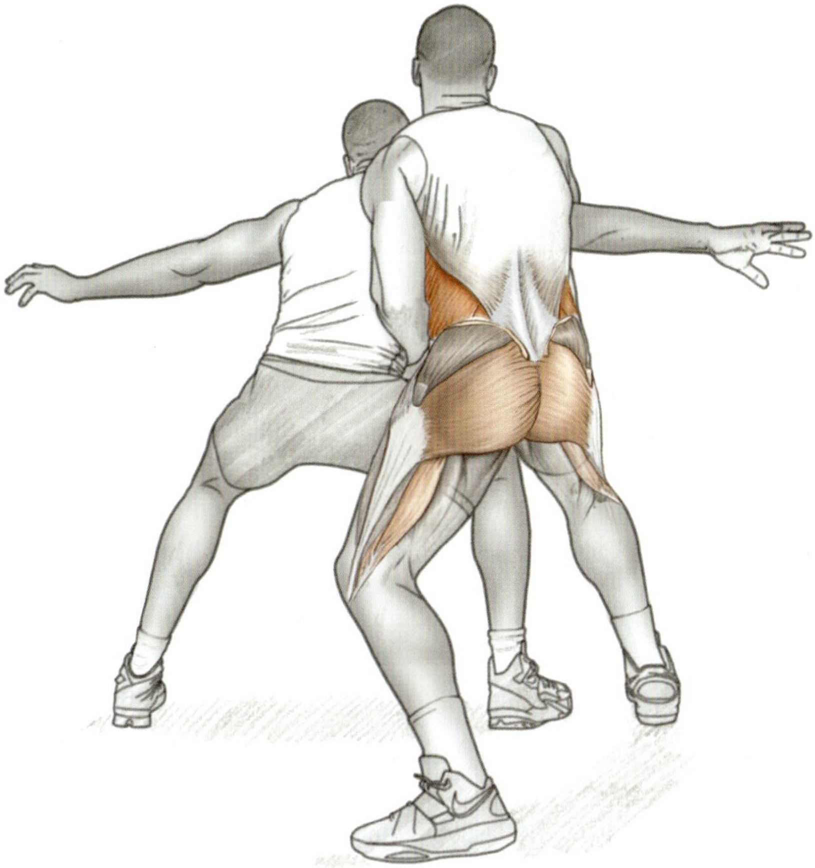

수파인 밴드 힙 플렉션
(앙와위에서 밴드를 이용한 고관절 굴곡)
SUPINE BAND HIP FLEXION

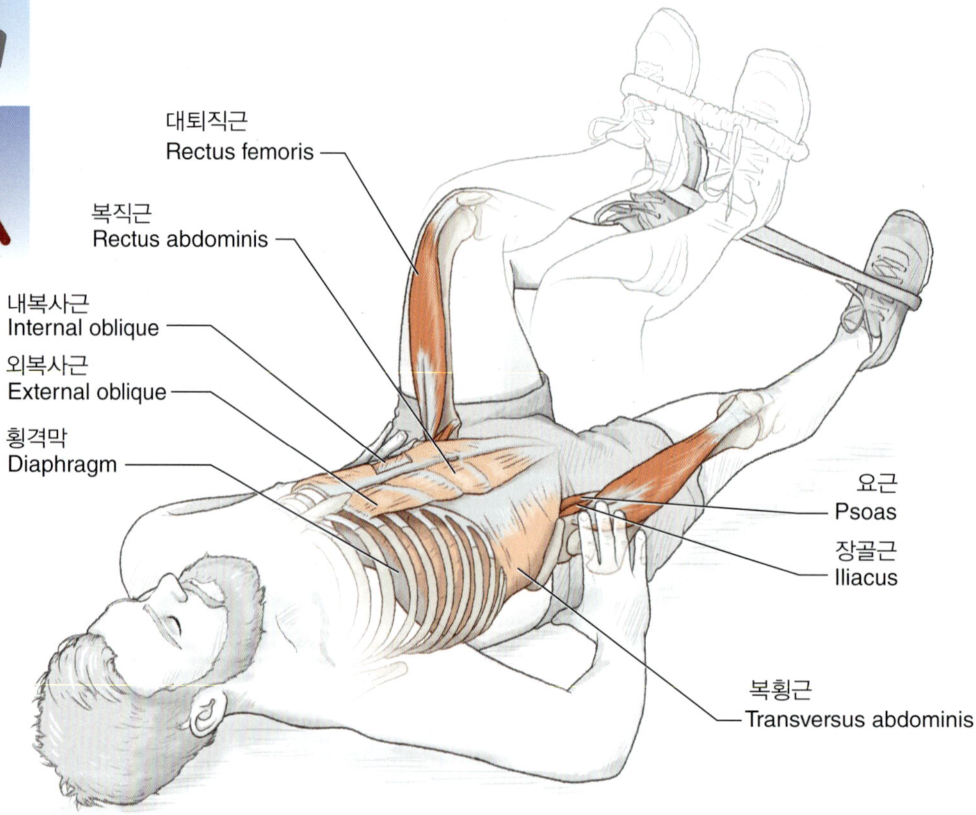

운동 수행

1. 앙와위로 누운 상태에서 양 무릎을 가슴 쪽으로 90° 이상으로 구부리고 원형 밴드에 양쪽 발을 넣어 밴드를 발의 아치 부분에 위치 시킨다.
2. 운동을 시작하기 전에 코로 호흡을 들이마신다.
   입으로 호흡을 내쉬면서 오른쪽 다리를 천천히 쭉 뻗는다.
   이때 반대쪽 왼쪽 고관절은 완전히 구부리고 밴드의 증가하는 장력에 저항한다.
3. 무릎을 시작 위치로 되돌리면서 호흡을 들이마신다.
   반대쪽도 시행한다.

관련 근육

1차:

- 요근
- 장골근
- 대퇴직근

2차:

- 복직근
- 횡격막
- 내복사근
- 외복사근
- 복횡근

(계속)

수파인 밴드 힙 플렉션 *(계속)*

기능적 초점

이 훈련의 초점은 고관절 굴곡근, 특히 요근과 장골근의 근력을 기르는 동시에, 고관절이 굴곡과 신전을 하는 동안 골반과 요추의 안정성을 높이는 것이다. 골반 위치 조절과 함께 요근과 장골근을 사용하여 고관절을 능동적으로 굴곡과 신전시키는 능력은 효율적으로 달릴 수 있게 하고, 전력 질주하는 동안 또는 축구와 같이 커팅과 방향 전환이 잦은 스포츠에서 고관절 굴곡 염좌 예방에 무엇보다 중요하다.

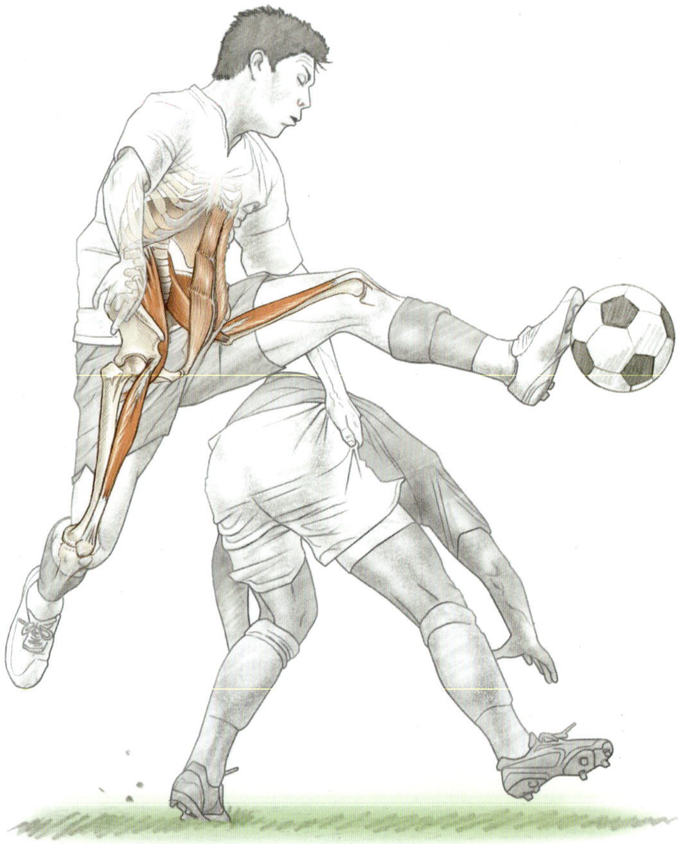

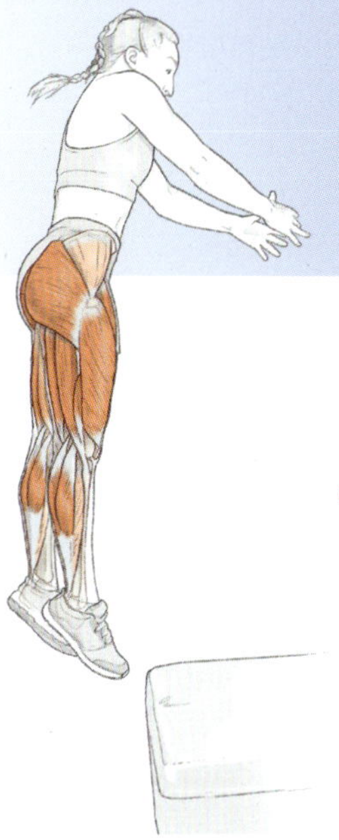

4

플라이오메트릭 및 메디신 볼 운동

PLYOMETRIC AND MEDICINE BALL EXERCISES

대부분의 운동 경기에서, 빠르고 폭발적으로 움직이는 능력은 성공에 가장 중요한 척도이다. 가장 높이 점프하고, 가장 빨리 뛰고, 가장 세게 때리는 선수가 경기에서 이기는 경우가 더 많다. 그러한 이유로 파워 트레이닝은 기능적 훈련 퍼즐의 중요한 부분이다.

기능적 훈련 프로그램을 설계할 때 상체와 하체를 위한 다양한 파워 훈련을 반드시 포함시켜야 한다. 상 · 하체 훈련은 양측 및 편측, 모든 운동 평면에서 수행되어야 한다. 파워 개발 훈련의 균형 잡힌 프로그램은 운동선수가 스포츠 환경의 예측 불가능성에 적절히 대비하도록 보장한다.

경기력을 향상시키는 것 외에도, 플라이오메트릭 및 메디신 볼 운동은 스포츠에서 부상을 예방하는 기본적인 도구이다. 운동선수를 고속 운동에 점진적으로 노출시키면 신경계가 반사적으로 더 효과적으로 안정되도록 훈련할 수 있을 뿐만 아니라 고속 스포츠의 요구를 견디는 데 필요한 국소 조직 복원력을 개발할 수 있다.

점프, 홉, 그리고 바운드

JUMP, HOP, AND BOUND

하체 파워 훈련과 관련된 몇 가지 기본 용어를 이해해야 한다. 범용 용어(Universal terminology)는 동료 코치들뿐만 아니라 코치들과 선수들 사이의 명확한 의사소통을 보장하기 위해 중요하다.

코치와 선수가 이 용어를 서로 바꾸어 사용하는 경우가 많지만, 본문은 다음과 같은 정의를 따른다:

점프: 두 다리로 도약하고 두 다리로 착지하는 것

홉: 한 다리로 도약하고 같은 다리로 착지하는 것

바운드: 한쪽 다리로 도약하고 반대쪽 다리로 착지하는 것

훈련 프로그램을 구성할 때 다양한 하체 플라이오메트릭 운동을 포함시키는 것이 중요하다. 균형 잡힌 스포츠 경기 프로그램은 양측 및 편측 훈련 모두를 포함해야 한다. 부상 없는 경기를 위해서는, 여러분이 경기 시 필요로 하는 모든 운동 평면에서 근파워를 만들고 줄이는 능력을 기르는데 집중해야 한다. 경기 종목의 역동적인 특성으로 인해 운동선수는 시상면, 관상면, 횡단면에서 감속 및 재가속해야 한다. 선수들은 점프, 홉, 바운드를 프로그래밍한다면 경기 중에 직면하게 될 스트레스 요인에 대해 충분히 대비할 수 있다.

메디신 볼 던지기

MEDICINE BALL THROWS

점프, 홉, 바운드 변형이 하체의 근 파워 발달을 위한 효과적인 도구인 것처럼, 상체의 근파워 발달을 위한 프로그램에 메디신 볼 훈련을 포함시켜야 한다. 저중량에서 중간 중량(low- to moderate-weight)의 메디신 볼(2~10 파운드(lb) [0.9~4.5kg])을 던지면 상체의 근파워를 키우기 위해 필요한 빠른 속도(high-velocity)의 움직임과 높은 역치의 운동 단위(motor unit) 모집이 가능하다. 또한, 머리 위로(overhead) 메디신 볼 던지기는 공을 던질 때의 감속 단계에서 발생하는 원심성 스트레스(eccentric stresses)에 대해 여러분의 어깨를 컨디셔닝하는 데 특히 유용할 수 있다. 메디신 볼 훈련을 선택할 때 각 스포츠 종목들의 대표되는 주요 패턴에 맞는 근파워를 목적성 있게 발달시키는 운동을 선택해야 한다.

일반 대중들을 위한 근파워 훈련

POWER TRAINING FOR THE GENERAL POPULATION

많은 코치들과 연습생들 모두는 근파워 훈련을 운동선수들을 위한 운동으로 생각한다. 그러나 일반 대중들도 근파워 발달 훈련 시행하면 큰 건강적 이득을 누릴 수 있다. 신체는 나이가 들면서, 신경계 반응은 느려져서 강력한 높은 역치 운동 단위의 수축을 조정하는 능력을 잃는다. 하체 근파워가 감소하면 걷는 속도가 줄어들고, 발을 헛디뎌 넘어지는 경향이 생긴다. 이를 염두에 두고, 근파워 훈련은 나이가 들면서 신경근의 효율성을 유지하기 위해 일반 인구와 노인들을 위한 운동 프로그램에 포함되어야 한다.

가속 전 감속

DECELERATION BEFORE ACCELERATION

근파워 훈련에 대해 생각할 때, 우리는 공중으로 뛰어오르는 사람들을 보통 생각하지만, 그들이 어떻게 착지 하는 지에 대해 얼마나 자주 생각할까?

감속은 효율적이고 부상에 강한 운동선수를 훈련하는 프로그램 설계에서 흔히 간과되는 요소이다. 중력(gravity) 덕분에, 모든 점프와 홉, 바운드 시에는 항상 착지를 한다. 빠른 속도를 필요로 하는 운동의 안전은 어떻게 속도를 높이느냐 아니라 어떻게 속도를 줄이느냐와 관련이 있다. 우리는 브레이크가 없는 스포츠카를 타고 빨리 운전할 수 있을까? 낙하산 없이 비행기에서 뛰어내릴 수 있을까?

선수들이 점프 후 착지하거나 발을 지지하여 감속하고 방향을 바꿀 때 치명적인 부상이 발생하는 것은 흔하지만, 운동선수는 구심성(concentrically) 힘을 만들고 가속할 때 부상을 입는 경우는 거의 없다. 이런 점을 염두에 두고 코치들은 선수들의 착지 능력과 힘을 원심성(eccentrically)으로 흡수할 수 있는 능력을 향상시키는 데 초점을 맞추는 것이 급선무이다. 플라이오메트릭 훈련으로 발달 시킨 원심성 근력(Eccentric strength), 특히 동적 원심성 근력은 근골격계 제동 시스템으로 작용한다.

효율적으로 감속할 수 있는 능력은 부상 감소 외에도, 착지 후 더 많은 구심성 힘을 만들 수 있게 해준다. 안정적이고 강한 힘으로 착지할 수 있는 능력은 선수들의 관절을 보호할 수 있고, 선수들이 운동시 근육이 원심성 수축 단계에서 구심성 수축 단계로 이행하는 동안 다시 위로 폭발하기 위한 탄성 에너지를 잘 사용할 수 있게 한다.

처음에는 안정성에 초점을 맞춘 플라이오메트릭 훈련을 수행하여 "부드러운 착지"와 적절한 관절 위치를 강조한다. 우리는 이를 통해 원심성 감속 근력과 적절한 착지 기술을 개발할 수 있다. 일단 여러분이 효율적으로 감속할 수 있는 능력을 잘 익혔다면, 다음은 동적 플라이오메트릭 훈련을 통해 더 높이 점프하고 탄성력을 발달 시킬 수 있다.

감속 중 적절한 착지 방법은 발, 경골, 대퇴골, 골반 및 몸통 사이의 정렬을 보장하여 착지 중 부하를 효율적으로 분산시켜야 한다. 양측 착지 동작시, 선수는 발을 곧게 세운 채 착지해야 하고, 슬개골(patella)은 몸통을 똑바로 세우며, 골반은 중앙에 위치해야 한다(그림 4.1a).

편측 착지 동작에서는 힘이 골격을 통해 효율적으로 위로 흡수되도록 발, 무릎, 엉덩이 및 머리가 관상면에 모두 정렬된 상태로 착지해야 한다(그림 4.1b).

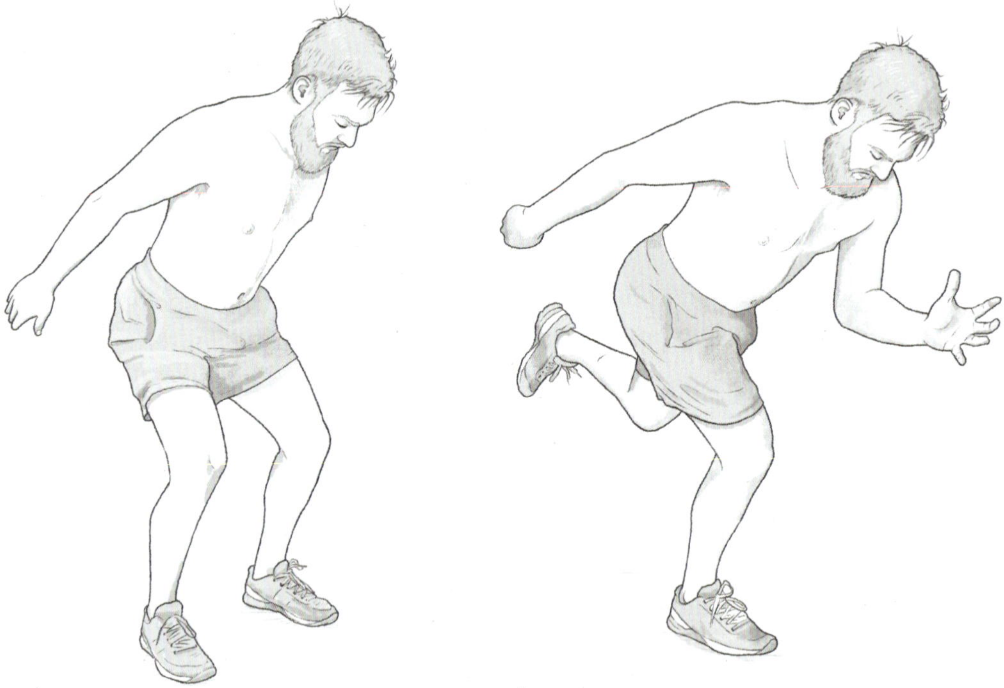

a *b*

그림 4.1 적절한 (a) 양측(bilateral) 및 (b) 편측 착지 역학(unilateral landing mechanics).

허들 점프
HURDLE JUMP

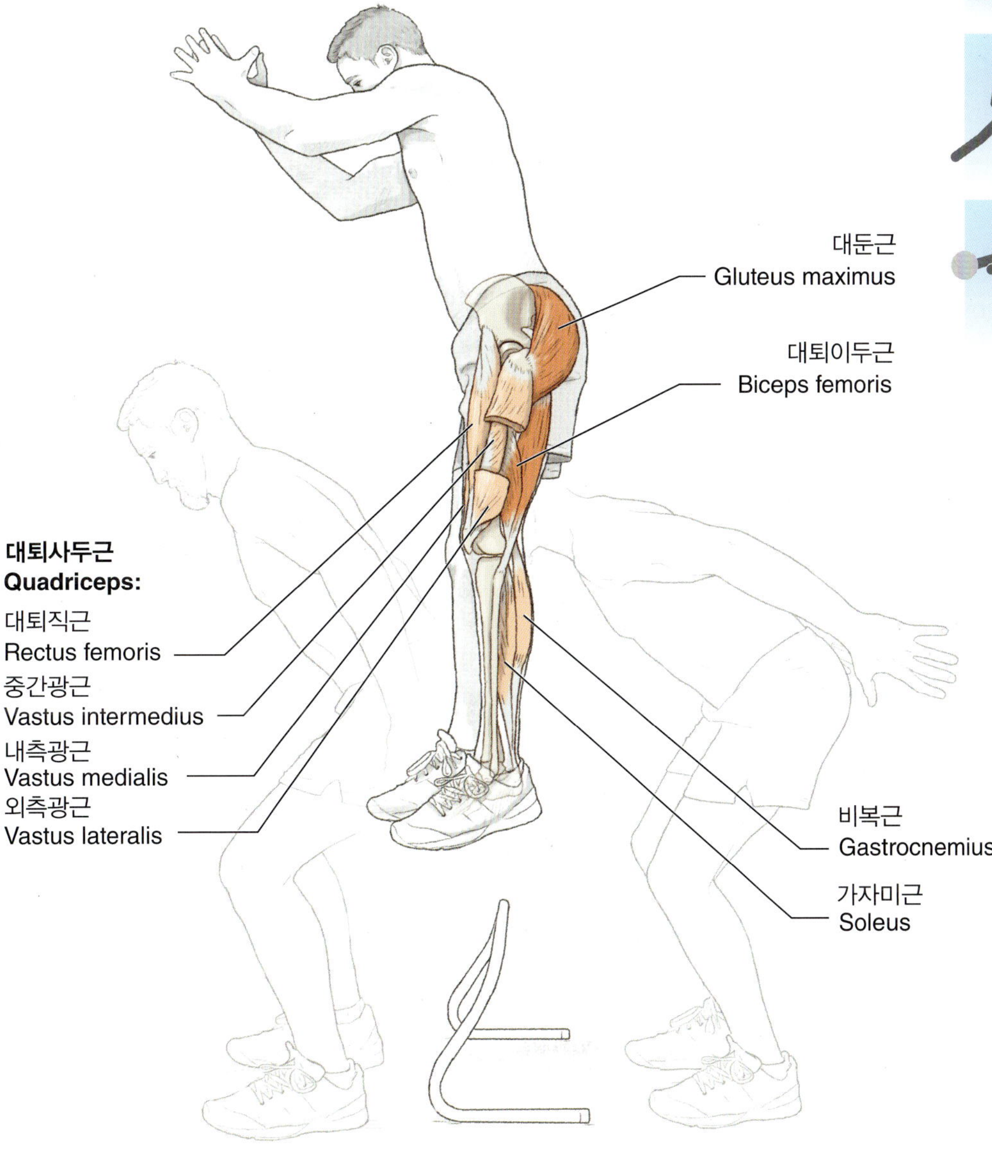

(계속)

허들 점프_(계속)_

운동 수행

1. 편안하게 뛰어넘을 수 있는 5개의 허들 세트를 선택하고 3피트(0.9m) 간격을 두고 일렬로 정렬한다.
2. 양 발을 평행하게 하고, 어깨 너비를 벌리고, 무릎을 구부리고, 손을 엉덩이 옆에 놓고 운동 자세로 선다.
3. 팔을 위로 들면서 엉덩이, 무릎, 발목을 힘주어 허들을 뛰어넘는다.
4. 양 다리를 어깨 너비만큼 벌리고, 무릎을 구부리고, 발을 편평하게 한 상태에서 허들의 반대편에 부드럽게 착지한다. 이 동작을 2초간 유지한다. 계획된 횟수만큼 반복한다.

관련 근육

1차:

- 대둔근
- 슬괵근(대퇴이두근, 반막양근, 반건양근)

2차:

- 가자미근
- 비복근
- 대퇴사두근(대퇴직근, 외측광근, 내측광근, 중간광근)

기능적 초점

허들 점프는 양쪽 하반신 힘과 감속 역학을 개발하기 위해 사용되어야 하는 기초적인 힘 훈련이다. 이 훈련은 편측 홉핑 훈련으로 진행되기 전에 원심성 점프와 착지 기술을 쌓기 위한 입문자들을 위한 점프 진행으로 사용할 수 있다.

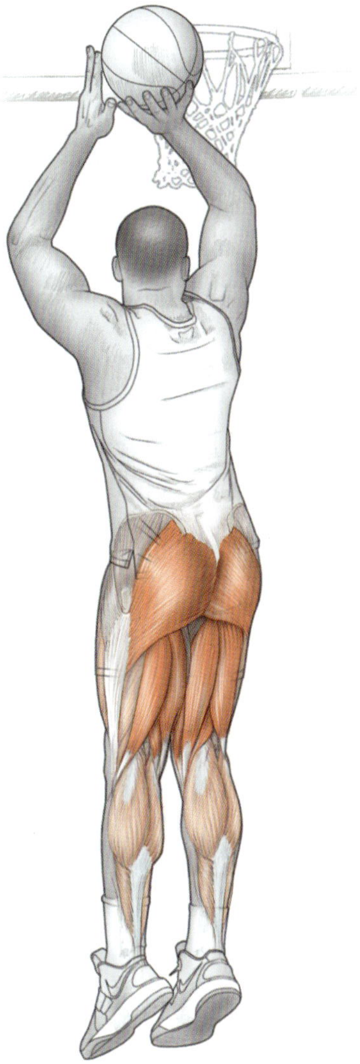

45 디그리 바운드(45° 바운드)

45-DEGREE BOUND

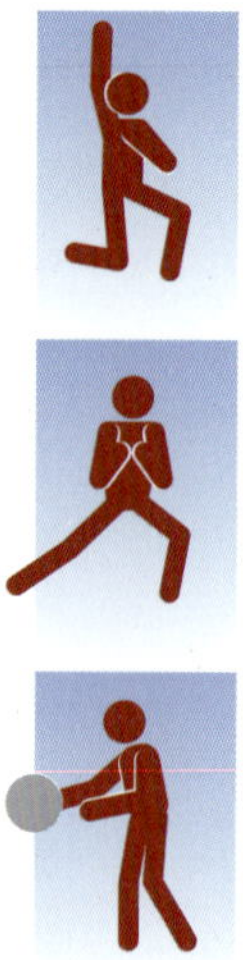

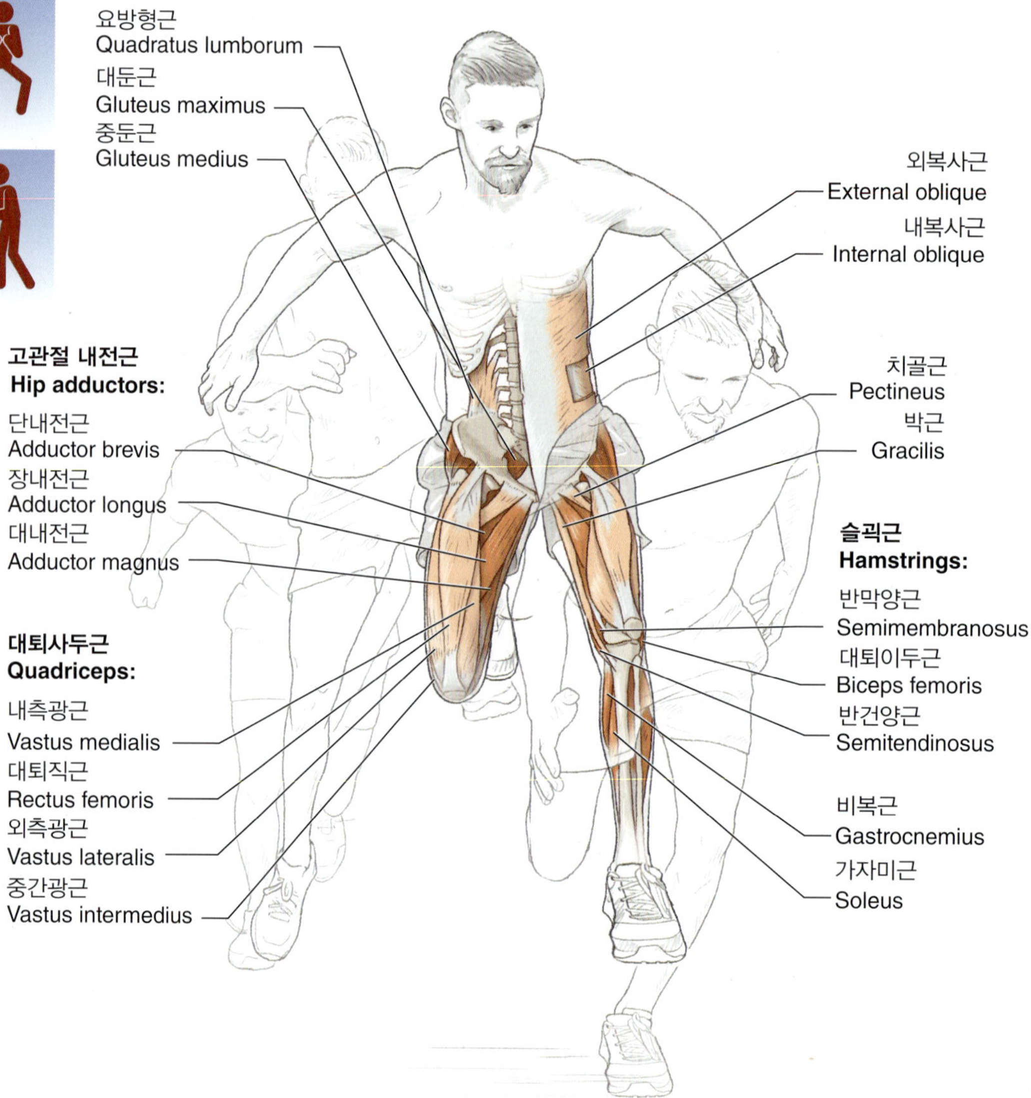

운동 수행

1. 왼쪽 다리를 땅에서 떼고 한 다리 운동 자세로 시작한다. 발가락, 무릎, 발, 엉덩이, 머리를 정렬하여 지지 다리 위로 중심을 잡는다.
2. 중앙선에서 45° 각도로 전방과 위쪽으로 도약하고 반대쪽 다리인 오른쪽 다리에 45° 각도로 착지한다.
3. 시작 동작과 같은 한 다리 운동 자세로 반대쪽 다리에 부드럽게 착지한다. 착륙 후 이 자세를 2초간 유지한다. 반대쪽 다리도 시행한다.

관련 근육

1차:

- 대둔근
- 중둔근
- 고관절 내전근(장내전근, 대내전근, 단내전근)
- 가자미근
- 비복근
- 슬괵근(반건양근, 반막양근, 대퇴이두근)

2차:

- 요방형근
- 내복사근
- 외복사근
- 대퇴사두근(대퇴직근, 외측광근, 내측광근, 중간광근)
- 치골근
- 박근

(계속)

45 디그리 바운드 *(계속)*

변형 동작

래터럴 바운드
Lateral Bound

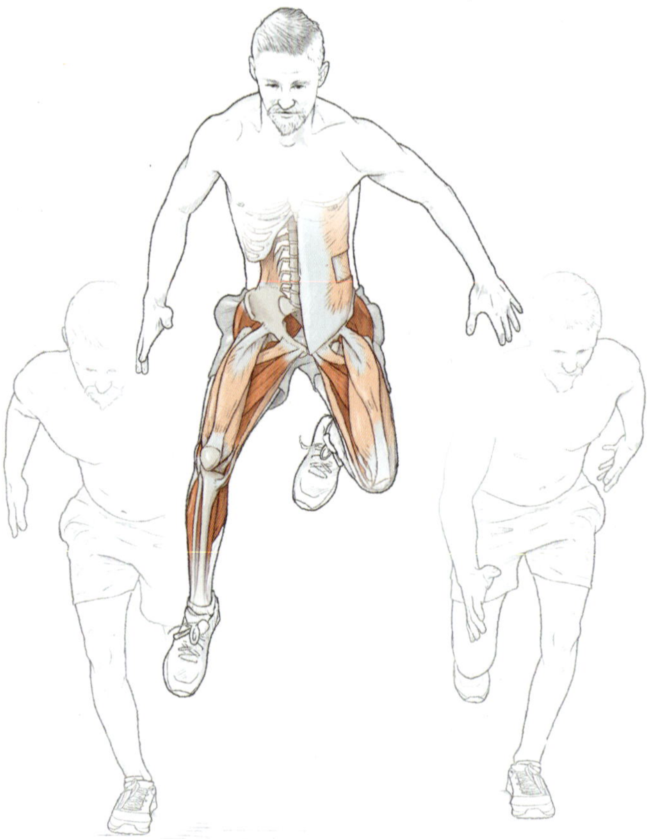

래터럴 바운드는 여러 운동 평면에서 감속하는 대신 관상면에서만 안정화가 요구되므로 45 디그리 바운드의 쉬운 버전으로 사용할 수 있다. 한 쪽 다리를 땅에서 떼고 한 다리 운동 자세로 시작한다. 발가락, 무릎, 발, 엉덩이, 머리를 정렬하여 지지 다리 위로 중심을 잡는다. 옆으로 점프해서 반대쪽 다리에 착지한다. 시작한 것과 같은 한 다리 운동 자세로 반대쪽 다리에 부드럽게 착지한다. 착지 후 이 자세를 2초간 유지한다. 반대쪽 다리에서 반복한다.

싱글 레그 허들 홉

SINGLE-LEG HURDLE HOP

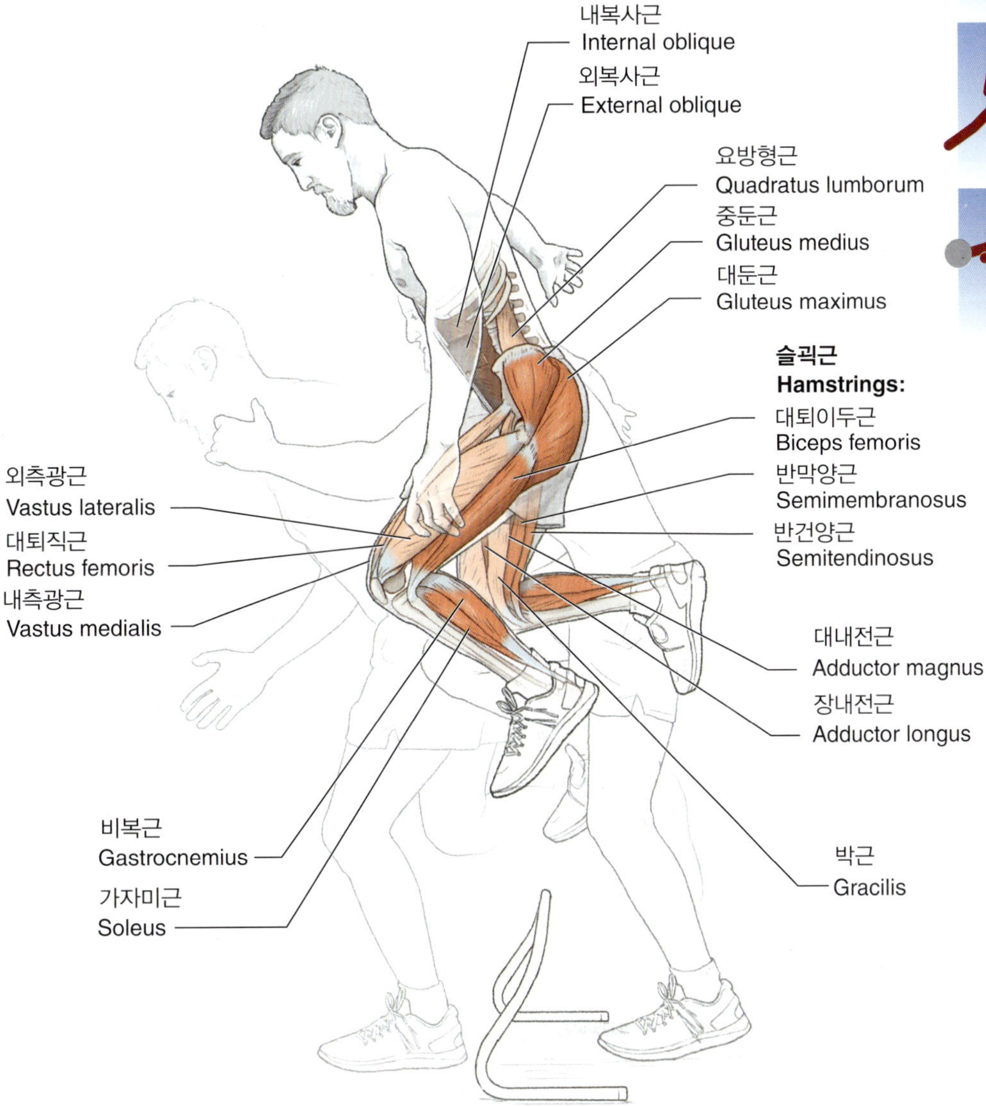

(계속)

싱글 레그 허들 홉 *(계속)*

운동 수행

1. 편안하게 뛰어넘을 수 있는 5개의 허들 세트를 선택하고 3피트(0.9m) 간격을 두고 일렬로 정렬한다. 첫 번째 허들로부터 약 1피트(0.3m) 떨어진 곳에 한 쪽 다리를 지면에서 들어 한 다리 자세로 선다. 발가락, 무릎, 발, 고관절, 머리를 정렬하여 지지하는 다리 위로 중심을 잡는다.
2. 고관절 및 무릎, 발목을 힘껏 뻗고 팔을 위로 올리면서 허들을 뛰어넘는다.
3. 시작했던 같은 운동 자세로 허들의 반대편에서 같은 다리로 부드럽게 착지한다.
4. 착지 자세를 2초간 유지한 후 다음 허들로 이동한다. 반대쪽 다리도 시행한다.

관련 근육

1차:

- 대둔근
- 중둔근
- 고관절 내전근(장내전근, 대내전근, 단내전근)
- 가자미근
- 비복근
- 슬괵근(반건양근, 반막양근, 대퇴이두근)

2차:

- 요방형근
- 내복사근
- 외복사근
- 내측광근
- 외측광근
- 대퇴직근
- 치골근
- 박근

기능적 초점

싱글 레그 허들 홉은 편측에 초점을 맞춘 하반신 파워와 감속 훈련이다. 이 훈련은 특히 러닝과 커팅을 위한 힘 생산의 편측 속도와 하반신 비접촉 부상을 줄이기 위한 원심성 착지 기술을 향상시키는 데 중요하다.

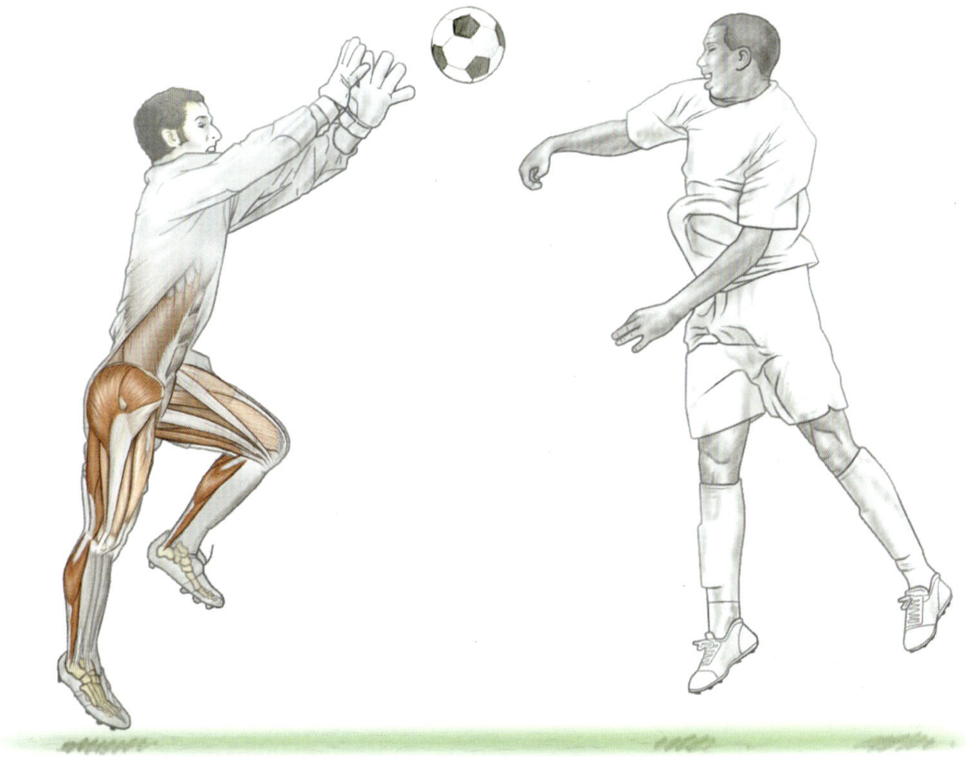

익스플로우시브 스텝 업
EXPLOSIVE STEP-UPS

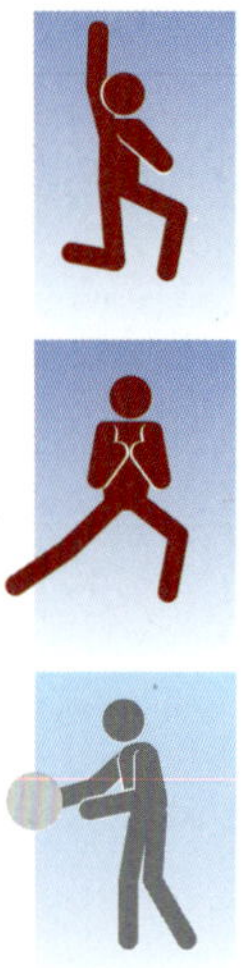

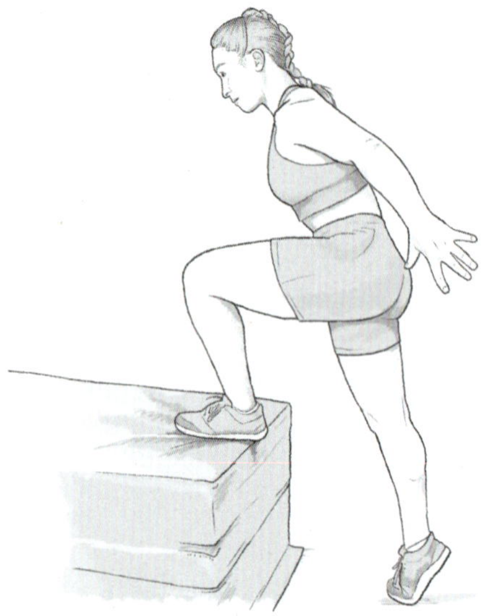

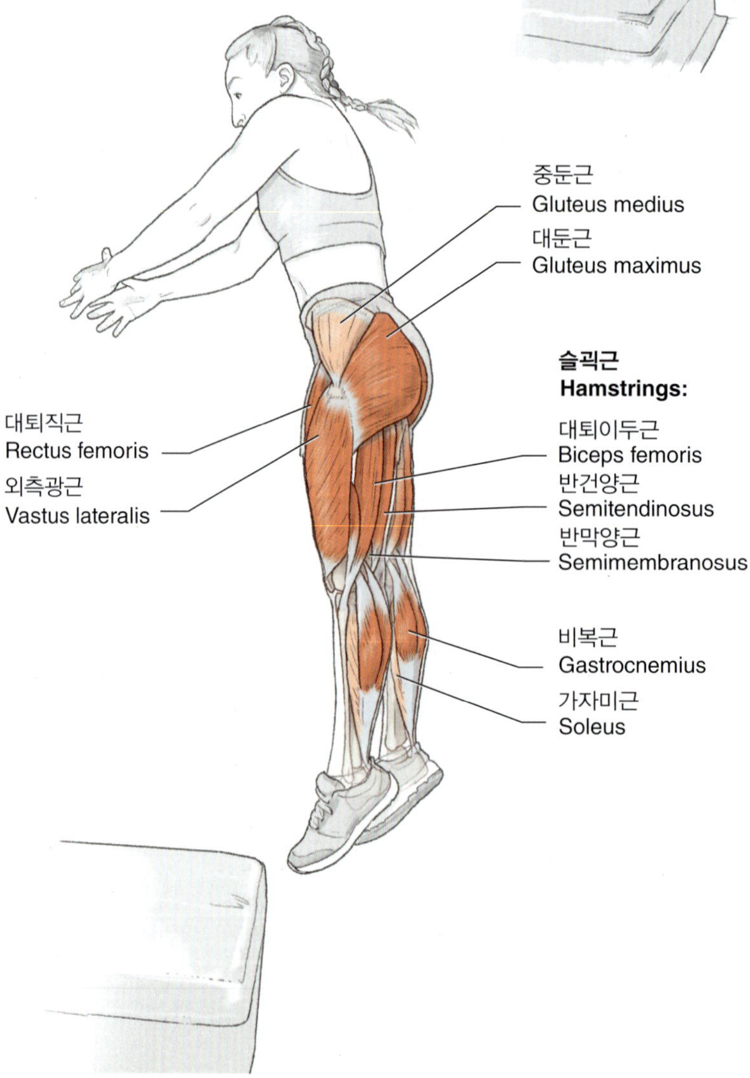

운동 수행

1. 12-18인치(30-46cm)의 플라이오메트릭 박스 또는 매트 앞에 6인치(15cm) 간격을 두고 왼 발은 박스 또는 매트 위에, 오른 발은 지면에 놓는다.
2. 박스 위에 있는 왼 발을 일직선 위쪽 방향으로 점프한다.
   이때 무릎, 고관절, 발목을 완전히 뻗는다.
3. 공중에서 반대쪽 발을 상자 위에 올려놓고 착지할 수 있도록 다리 위치를 바꾼다.
4. 계획된 횟수만큼 교대로 반복한다.

관련 근육

1차:

- 대둔근
- 슬괵근(반건양근, 반막양근, 대퇴이두근)
- 대퇴사두근(대퇴직근, 외측광근, 내측광근, 중간광근)
- 비복근

2차:

- 중둔근
- 가자미근

(계속)

익스플로우시브 스텝 업 *(계속)*

기능적 초점

익스플로우시브 스텝 업은 가속과 전력 질주시 초기 추진(push off)에 필요한 폭발적인 근력을 개발하기 위해 사용되는 플라이오메트릭 훈련이다. 훈련이 양측 교대로 시행되는 특징이 있고, 이는 높은 수준의 근력과 협응력이 필요하며, 전력 질주를 개발해야 하는 선수들에게 훈련효과가 잘 전달된다.

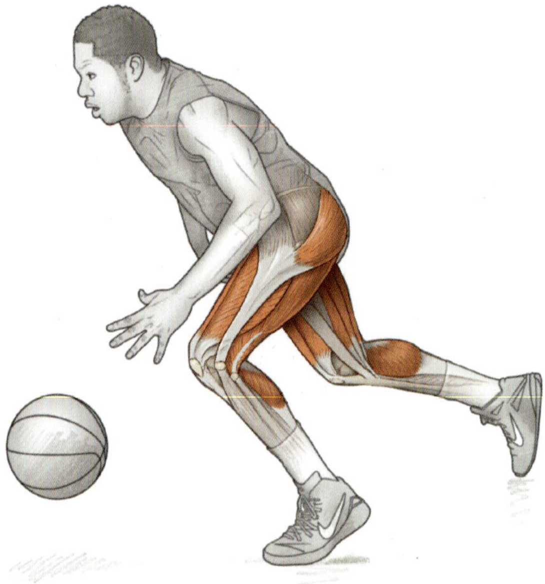

오버헤드 메디신 볼 쓰로우
OVERHEAD MEDICINE BALL THROW

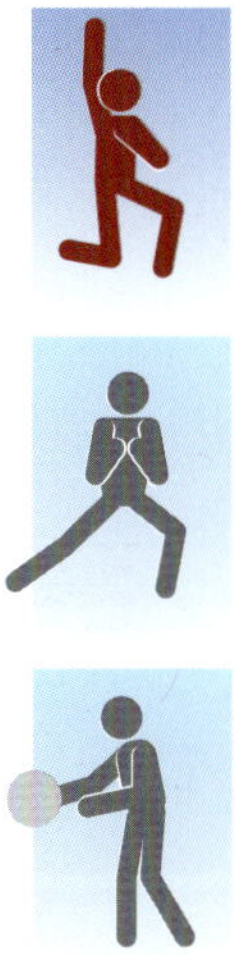

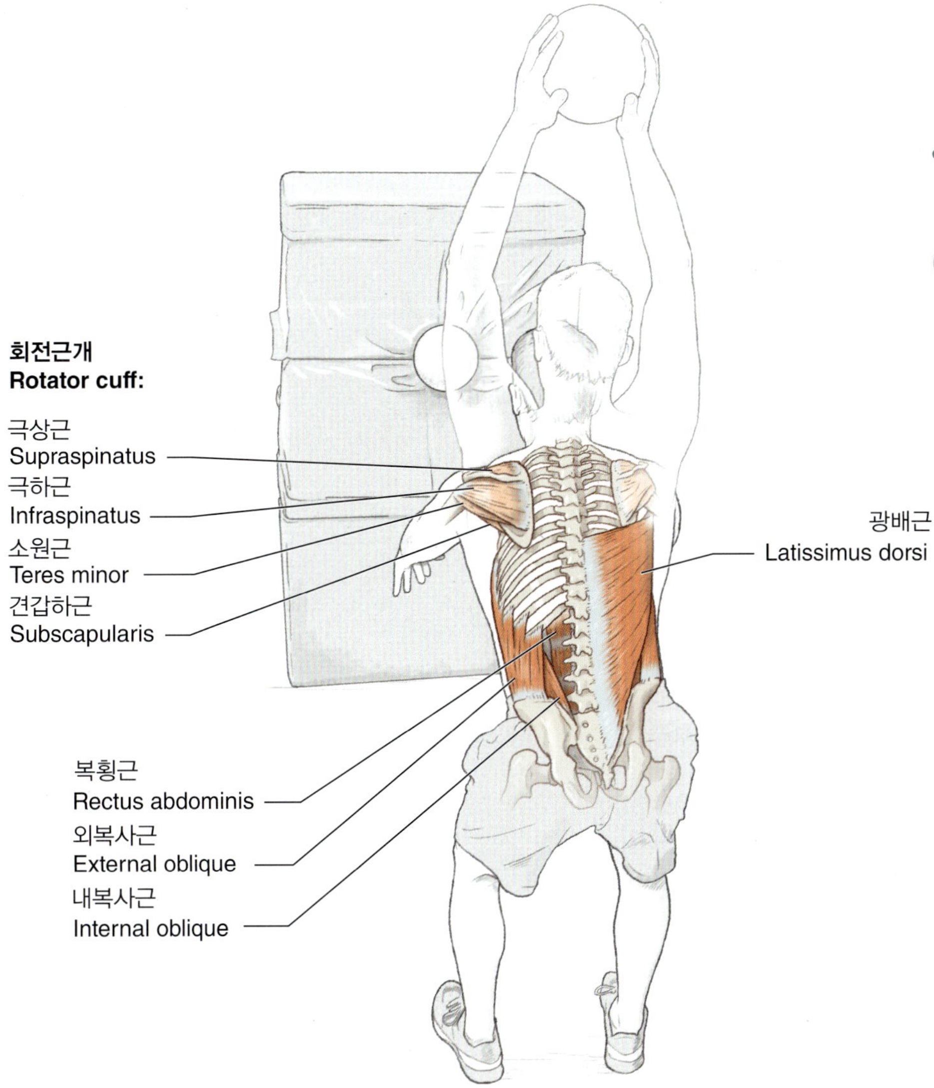

(계속)

오버헤드 메디신 볼 쓰로우*(계속)*

운동 수행

1. 발을 어깨 너비만큼 벌리고 서서 2에서 4파운드(0.9에서 1.8 kg)의 메디신 볼을 머리 위로 똑바로 들어 올린다. 발의 볼(balls of the feet) 부분으로 지지하여 가능한 한 높게 선다.
2. 고관절을 통해 아래로 몸을 내리면서 공을 벽 쪽으로 가슴 높이에서 최대한 세게 그리고 빠르게 던진다.

관련 근육

1차:

- 광배근
- 복횡근
- 내복사근
- 외복사근

2차:

- 회전근개(견갑하근, 극상근, 극하근, 소원근)

기능적 초점

오버헤드 메디신 볼 쓰로우의 목적은 통합된 전방 코어 및 상체의 던지는 파워를 개발하는 것이다. 가능한 한 빨리 공을 던지는 것은 복직근과 광배근의 구심성 수축 근파워를 발달시키는 동시에 회전근개 및 견갑골 안정화 근육의 동적 원심성 근력을 훈련시킨다.

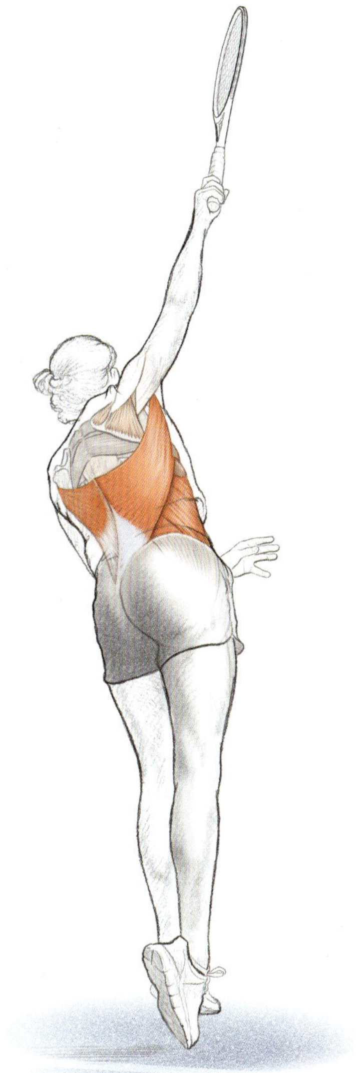

스탠딩 메디신 볼 사이드 토스
STANDING MEDICINE BALL SIDE TOSS

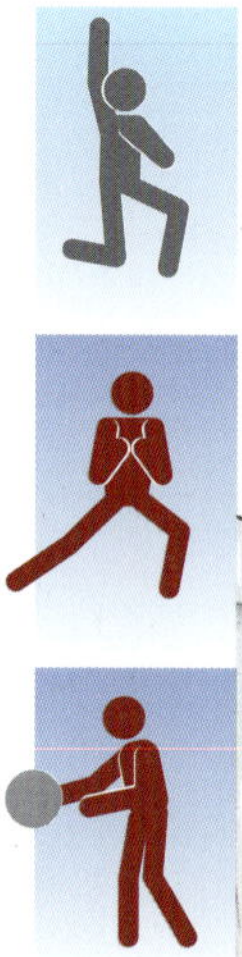

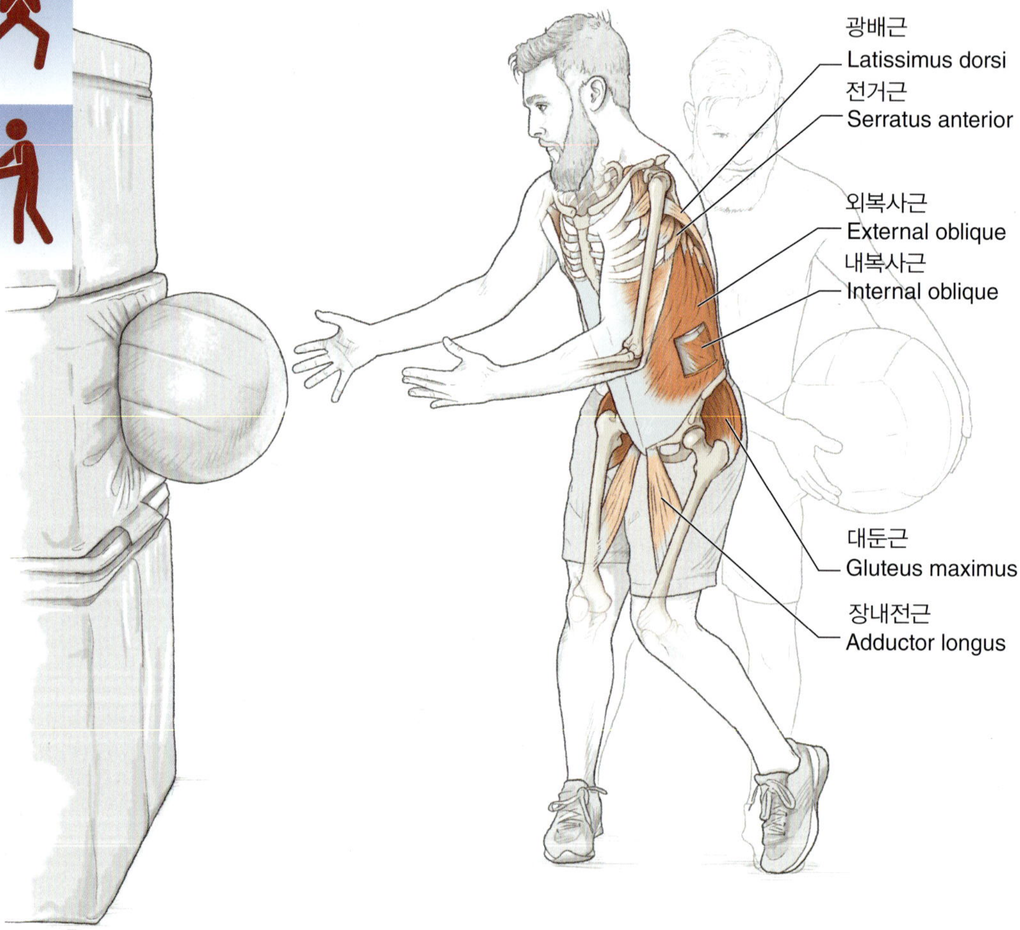

메디신 볼

운동 수행

1. 매트의 벽이나 벽으로부터 약 3피트(0.9m) 떨어진 곳에서 오른쪽 어깨가 벽을 향하게 벽과 나란히 선다.
2. 6에서 10 파운드(2.7에서 4.5 kg)의 메디신 볼을 왼쪽 고관절의 바깥쪽 앞에서 양손으로 잡는다.
3. 고관절과 어깨를 벽 쪽으로 돌리면서 공을 허리 높이에서 힘차게 벽에 던진다.
4. 계획된 횟수만큼 반복하고 반대쪽도 시행한다.

관련 근육

1차:

- 외복사근
- 내복사근
- 대둔근

2차:

- 장내전근
- 전거근
- 광배근

(계속)

스텐딩 메디신 볼 사이드 토스 *(계속)*

기능적 초점

메디신 볼 사이드 토스는 횡단면과 관상면에서 전신 근파워 발현을 발달시키는 데 사용된다. 이것은 운동선수가 근파워를 생산하고 그들의 하지에서 상지로 힘을 전달하는 방법, 즉 던지기, 스윙, 비틀기, 펀치에서 볼 수 있는 것과 유사한 동작을 가르치는 효과적인 훈련이다.

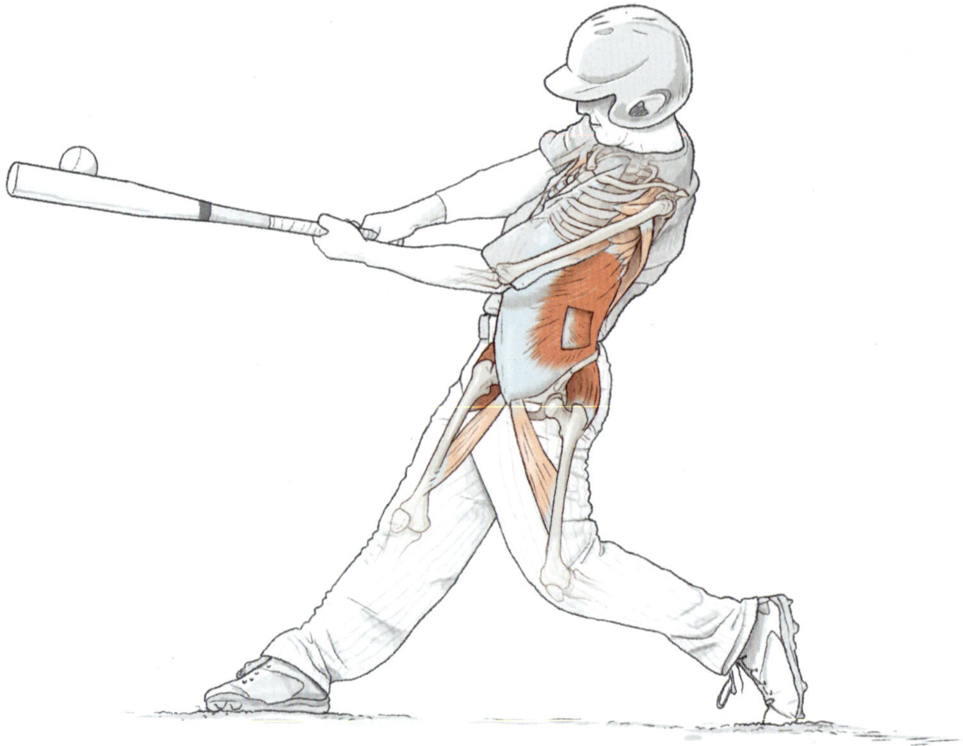

스탠딩 메디신 볼 체스트 패스
STANDING MEDICINE BALL CHEST PASS

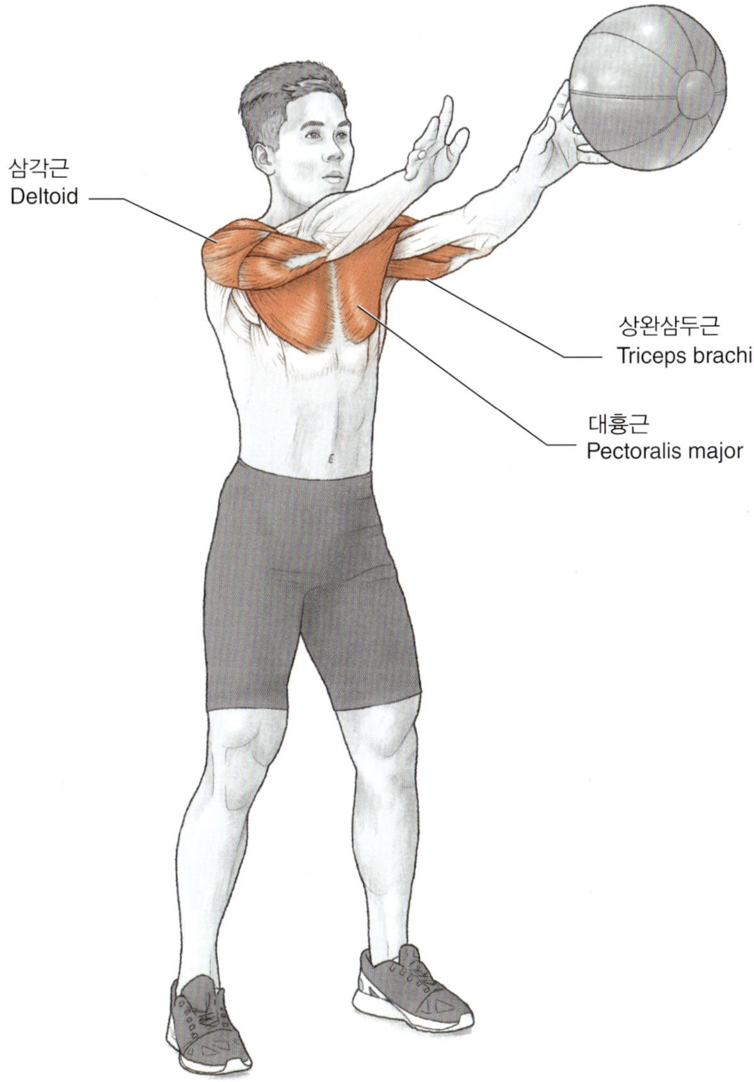

(계속)

스탠딩 메디신 볼 체스트 패스 *(계속)*

운동 수행

1. 벽으로부터 약 1.2m 떨어진 곳에 신체를 벽을 향하여 선다.
2. 가슴 높이로 메디신 볼을 양손으로 잡고, 고관절을 벽에서 멀리 떨어지는 방향으로 앉으면서 굽힌다(hip hinge).
3. 힘껏 고관절을 펴면서 앞으로 내밀고 공을 벽 쪽으로 똑바로 던진다.
4. 계획된 횟수만큼 반복한다.

관련 근육

1차:

- 대흉근
- 삼각근
- 상완삼두근

2차:

- 극하근
- 소원근

변형 동작

스프린트 스타트 체스트 패스

Sprint Start Chest Pass

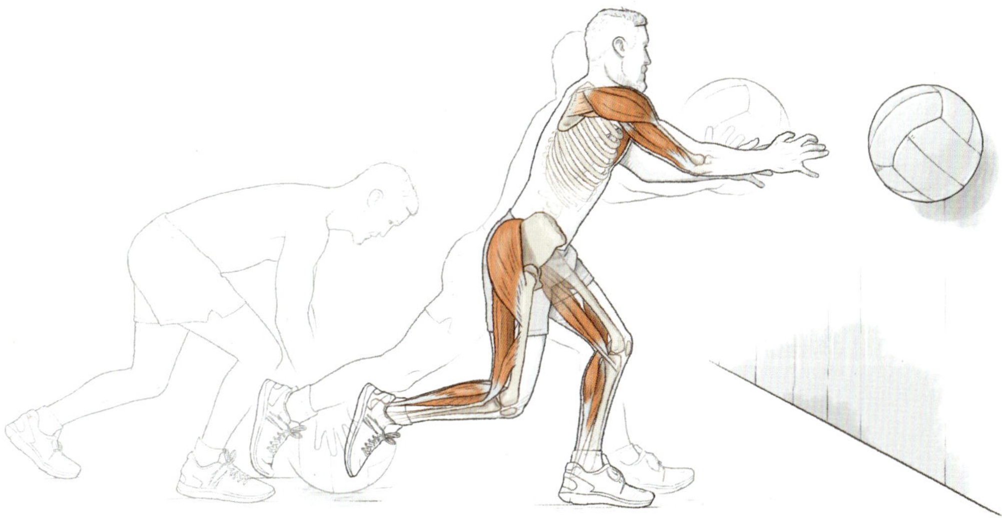

스프린트 스타트 체스트 패스는 스탠딩 체스트 패스를 충분히 훈련한 후 시행할 수 있는 다음 단계 훈련으로 즉, 더 어려운 변형으로 사용할 수 있다. 이 훈련은 하체에서 상체로 힘을 효과적으로 전달하여 가속 전력 질주 패턴을 만드는 방법을 교육하고, 이를 통해 전신 통합 근파워를 개발하게 한다.

앞발의 뒤꿈치가 뒷발의 발가락과 일직선이 되도록 하여 발을 어깨 너비로 벌리고 선다. 여러분의 몸무게의 대부분을 앞다리에 실으면서, 몸의 앞에 있는 메디신 볼에 손을 얹고 쭈그리고 앉는다. 리드하는 다리를 밀면서 몸을 앞으로 힘차게 내민다. 이때 가슴과 팔을 동시에 사용하여 공을 앞의 벽쪽에 던진다.

로우테이셔널 원 암 체스트 패스
ROTATIONAL ONE-ARM CHEST PASS

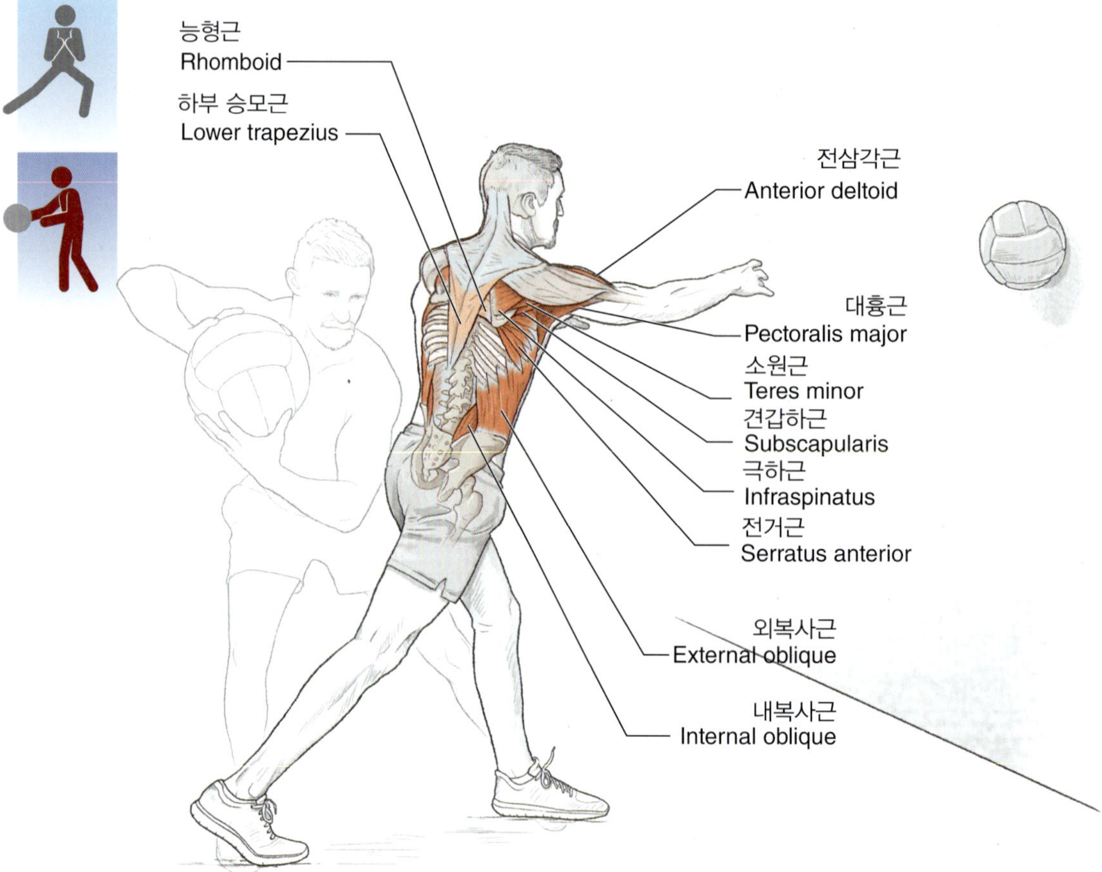

운동 수행

1. 벽으로부터 약 6피트(1.8m) 떨어진 곳에서 신체를 왼쪽 옆면이 벽을 향하도록 선 후, 양 발을 어깨 너비만큼 벌리고 무릎과 고관절을 굴곡하여 운동 시작 자세를 취한다. 양 손을 오른쪽 어깨의 앞에 위치 시키고, 오른쪽 팔꿈치를 높이 올려 오른쪽 팔이 바닥과 평행하도록 하여 4파운드(1.8kg)짜리 메디신 볼을 잡는다.
2. 양쪽 고관절과 몸통을 힘차게 회전시키고 오른쪽 손바닥을 통해 공을 밀어 벽에 던진다.
3. 계획된 횟수만큼 교대로 반복한다.

관련 근육

1차:

- 대흉근
- 전삼각근
- 전거근
- 회전근개(견갑하근, 극상근, 극하근, 소원근)
- 내복사근
- 외복사근

2차:

- 소흉근
- 하부 승모근
- 능형근

(계속)

로우테이셔널 원 암 체스트 패스 *(계속)*

기능적 초점

로우테이셔널 원 암 체스트 패스는 던지기 및 격투 스포츠를 위한 상체 회전력을 개발하도록 프로그램되어야 한다. 이 훈련은 횡단면에서 힘을 생산하고 고관절에서 몸통 근육 조직을 통해 어깨와 회전근개까지 힘을 효과적으로 전달하도록 가르친다.

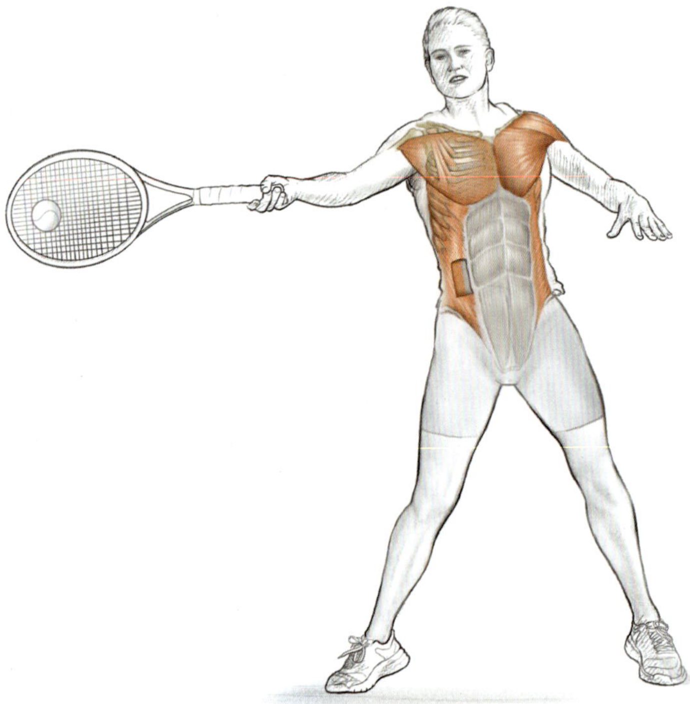

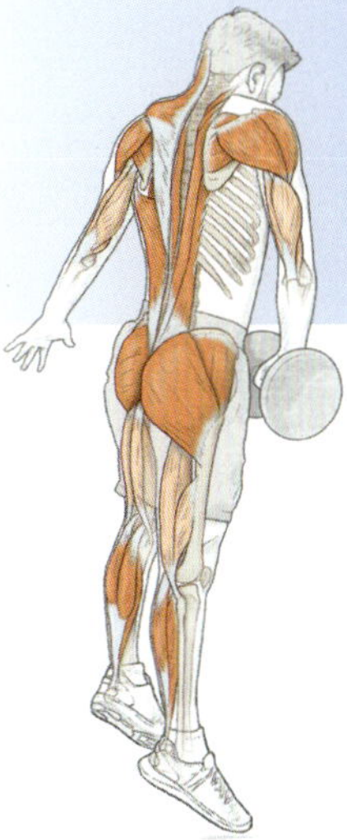

5

무거운 도구를 이용한 근파워 운동
HEAVY IMPLEMENT POWER EXERCISES

경쟁적인 스포츠를 하는 선수들은 폭발적인 근파워를 높일 수 있는 방법을 지속적으로 모색해야 한다. 전체적인 근파워 발현이 증가된 운동 선수는 경기시 더 빨리 달리고, 더 높이 점프하고, 더 세게 칠 수 있다. 여러분은 신경계의 발화를 개선하고 연축 속도가 빠른 제2형 근섬유(type II muscle fibers)를 개발하기 위해서는 많은 부하를 받고 빠른 속도로 행하는 동작을 수행해야 한다.

정확한 동작의 행 클린(hang cleans)과 행 스내치(hang snatches)와 같은 올림픽 리프트와 케틀벨 스윙(kettlebell swings), 덤벨 스내치(dumbbell snatches), 슬레드 마치(sled march, 썰매 행군) 같은 대안들은 경쟁 스포츠에서 폭발적인 전력 질주와 점프하는 것으로 직결되는 근파워를 개발하는 매우 중요한 도구가 될 수 있다.

힘의 발생 속도
RATE OF FORCE DEVELOPMENT

무거운 도구를 이용한 근파워 연습을 수행하는 궁극적인 목표는 힘의 발생 속도를 향상시키는 것이다. 가장 무거운 부하를 가장 빠른 속도로 이동시켜 가장 높은 근파워를 만들 수 있도록 훈련한다.

기본 물리학으로 돌아가면, 힘의 방정식은 다음과 같다:

근파워 Power =(힘 Force × 거리 Distance) / 시간 Time

가장 빠른 속도로 가장 큰 중량을 가장 멀리 이동하면 가장 큰 근파워가 생성된다. 최대 근파워(peak power)를 개발하기 위해 적절한 운동과 중량(weight)을 선택할 때 이 방정식을 명심하는 것이 중요하다. 근파워는 부하, 속도 및 이동 거리의 변수에 직접적으로 의존한다. 거리는 사지 길이와 운동 선택에 따라 고정된 변수이지만, 부하(load)와 속도는 중량 선택과 운동 실행에 따라 달라진다.

무거운 도구를 이용한 근파워 훈련 동안, 근파워의 발현을 최적화하기 위해서 어떻게 부하를 선택하는 지를 알아야 한다. 이러한 연습은 신경계와 근섬유의 질에 적응을 유도할 목적으로 도구를 가장 빠른 속도로 움직여 수행되어야 한다. 스포츠와 관련하여, 가장 큰 근파워를 낼 수 있는 선수들은 보통 가장 높이 점프하고 가장 빨리 달리는 선수들이 된다. 특히 무거운 도구를 이용한 근파워 운동의 경우 그림 5.1의 힘-속도 곡선 중간에서 운동을 수행하는 것을 목표로 해야 한다.

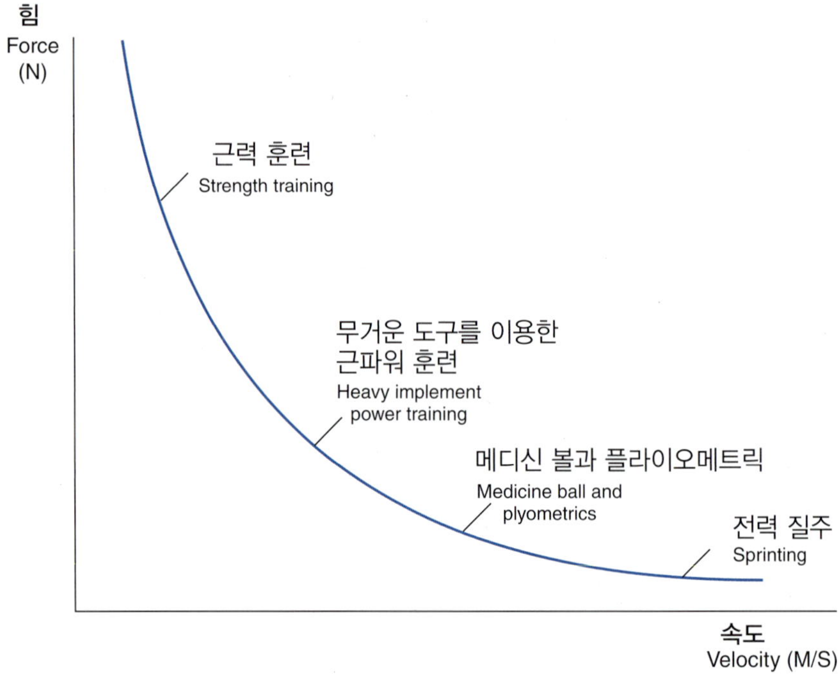

그림 5.1 힘-속도 곡선

Y축에 표시된 힘(부하)과 X축에 표시된 속도(미터/초)를 사용하여 어떻게 변수들이 상호 작용하여 서로 다른 근파워를 출력(output)하는 지를 쉽게 볼 수 있다. 가장 높은 수준의 힘은 훈련 부하가 클 때 발생하지만 속도는 더 낮다. 최대 속도 출력은 높은 속도와 낮은 부하의 상태에서 발생한다. 최대 근파워를 생성할 때는 이 방정식의 균형을 맞춰야 하며, 절대적인 최대 근파워를 만들기 위해서는 적절한 부하를 잘 선택해야 한다. 이

장에 설명하는 운동들은 그림 5.1에서 설명에서처럼 이 곡선의 정점(apex)에서 실시되어야 한다. 전력 질주 또는 플라이오메트릭과 같은 활동은 속도가 가장 높은 곡선의 오른쪽 끝에서 일어나며, 이 책의 뒷부분에서 다루는 근력 훈련은 힘 발생이 가장 큰 곡선의 왼쪽 끝에서 이루어진다.

근파워 훈련의 중추적 및 말초적 적응

CENTRAL AND PERIPHERAL ADAPTATIONS TO POWER TRAINING

근파워 훈련을 적용하면 폭발적인 운동에서 근육과 신경계 사이의 조정이 향상된다. 생리학적으로 말하면, 두 개의 분리된 경로를 통해 근파워 향상을 도모할 수 있다. 폭발적인 근파워 훈련을 지속하면, 동원된(recruited) 운동 단위의 전체적인 수가 증가하고 운동하는 근육의 활동 전위(action potentials)의 전달 속도가 증가하면서 중추신경계의 효율성과 발현이 향상된다. 중추신경계의 출력에 대한 이러한 변화를 *중추적 적응*(central adaptations)이라고 한다.

또한 빠르게 수축하는 근섬유와 느리게 수축하는 근섬유의 비율을 바꾸면서 근파워를 내는 능력을 향상 시킬 수 있다; 이러한 변화는 *말초적 적응*(peripheral adaptations)이라고 한다. 모든 인간은 몸 안에 세 가지 종류의 근섬유를 가지고 있다. 제1형 산화성(type I oxidative)과 제2a형 산화성–해당성(type IIa oxidative–glycolytic), 제2b형 아데노신 3인산(ATP)–해당성(type IIb adenosine triphosphate(ATP)–glycolytic) 근섬유로 나뉜다. 이러한 근섬유의 유형은 대사 기능과 그에 따른 수축속도에 의해 분리된다.

제1형 산화성 섬유는 호기성 대사에 대한 의존도가 높기 때문에 힘의 발생 속도가 느리지만 피로에는 강하다. 이 섬유들은 주로 일상 생활 활동이나 마라톤과 같은 지구력 기반 스포츠에 사용된다.

제2a형 산화성–해당성 섬유는 산화적 대사 및 해당 과정의 대사 모두에 의존한다; 이 섬유는 적당히 빠른 힘의 발생 속도를 가지고 있고 피로에도 강하다. 400미터와 800미터 달리기나 100미터와 200미터 수영과 같은 지속적인 근파워가 필요한 활동은 2a형 근육 섬유에 크게 의존한다.

제2b형 ATP–해당성 섬유는 근육에 국소적으로 저장된 ATP와 글리코겐에 의존한다. 국소 기질 대사에 의존하기 때문에, 그들은 가장 빠른 근수축 속도를 만들 수 있지만 빠르게 피로해진다. IIb형 섬유는 주로 스포츠 경기의 단시간 안에 폭발적인 전력 질주와 점프가 필요 시에 사용되는 섬유이다.

선수 개개인은 유전자에 따라 근섬유 우위의 비율이 다르다. 어떤 사람들은 1형 섬유의 비율이 더 높은 반면, 다른 사람들은 2형 섬유의 비율이 더 높은 것으로 태어난다; 전자는 지구력 활동에 더 유리하고, 후자는 폭발적 활동에 더 유리하다.

수행 코치는 훈련을 통해 선수의 중추(중추신경계 출력)와 말초(제2b형 근섬유 증식) 모두에서 근파워 발현을 높이고자 한다. 이 두 변수 모두 유전적 유전 의존도가 높지만 올림픽 리프트, 케들벨 스윙, 덤벨 스내치, 슬레드 스프린트 등의 무거운 도구를 이용한 근파워 훈련에 꾸준히 전념하면 개선될 수 있다.

펄싱과 브레싱의 발달

DEVELOPING PULSING AND BRACING

근파워 훈련은 경쟁적인 스포츠의 선수에게 유용하지만 극도로 간과되는 이점, 즉 동적 하중과 충격에서 "펄스(pulse)" 및 버티는 능력(brace, 브레이스)을 제공한다. 펄스란 근육을 수축하고 이후 이어지는 이완을 빠르게 할 수 있는 능력으로, 폭발력이 높은 운동선수는 그렇지 못한 선수보다 높은 펄스 능력을 갖추고 있다. 이는 전력 질주, 타격, 던지기, 스윙과 관련된 매우 소중한 기술이다. 그 이유는 근파워를 유동적인 움직임으로 변환하는 것은 운동 선수들의 초기 수축 후 이완 능력에 크게 좌우되기 때문이다.

또한, 펄스의 개념은 부상 감소에 특히 유용할 수 있다. 접촉 스포츠에서 충격에 버티고 타격을 흡수하는 능력은, 영향을 받는 신체 부위를 중심으로 분할되는 근육 그룹을 보강하는 운동 선수의 신경계의 반응성에 달려 있다. 행 클린, 스윙, 스내치와 같은 훈련 중에 발생하는 폭발적이고 리드미컬한 펄스는 운동선수의 신경계를 더 효과적으로 펄스하도록 훈련시킬 수 있다.

대체가능한 근파워 발달 운동

ALTERNATIVE POWER DEVELOPMENT METHODS

올림픽 리프트 변형은 근파워를 증가시키는데 매우 유익한 훈련이지만, 특정 스포츠, 부상 이력 또는 훈련 시간 때문에 일부에서는 제한될 수 있다. 급성 또는 만성적인 손목, 어깨 또는 허리 문제가 있다면, 올림픽 리프트는 이 관절들에 충격을 줄 수 있기 때문에 문제가 될 수 있다. 마찬가지로, 야구 선수들과 같은 던지기를 하는 선수들은 어깨, 팔꿈치, 손목에 누적된 스트레스로 인해 올림픽 리프트를 피해야 한다.

마지막으로, 올림픽 리프트는 보통 올바르게 실행되기 위해서는 학습 곡선(learning curve)을 필요로 한다. 훈련 시간이 제한된 선수들에게는 좀 더 빨리 숙달하고 실행할 수 있는 코치가 근파워 발달 훈련에 시간을 투자하는 것이 더 유리할 수 있다. 케틀벨 스윙, 덤벨 스내치, 슬레드 마치 등의 대체가능한 근파워 발달 운동은 올림픽 리프트가 금지된 선수들에게 폭발력을 키우는 대안이 될 수 있다.

바벨 행 클린
BARBELL HANG CLEAN

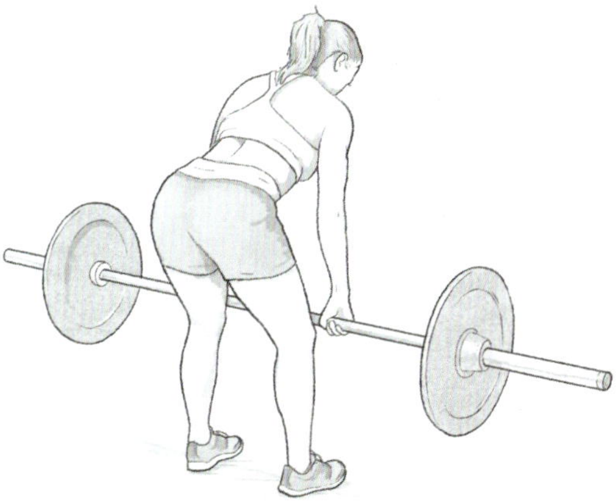

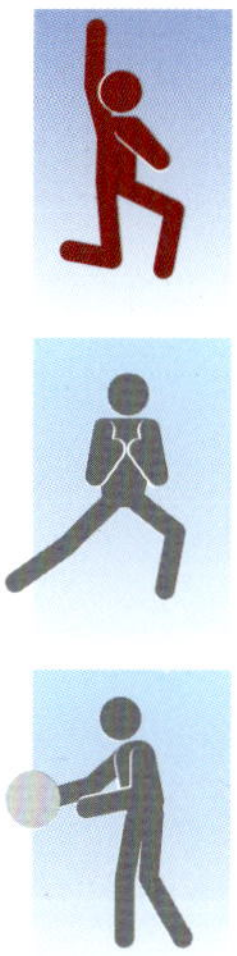

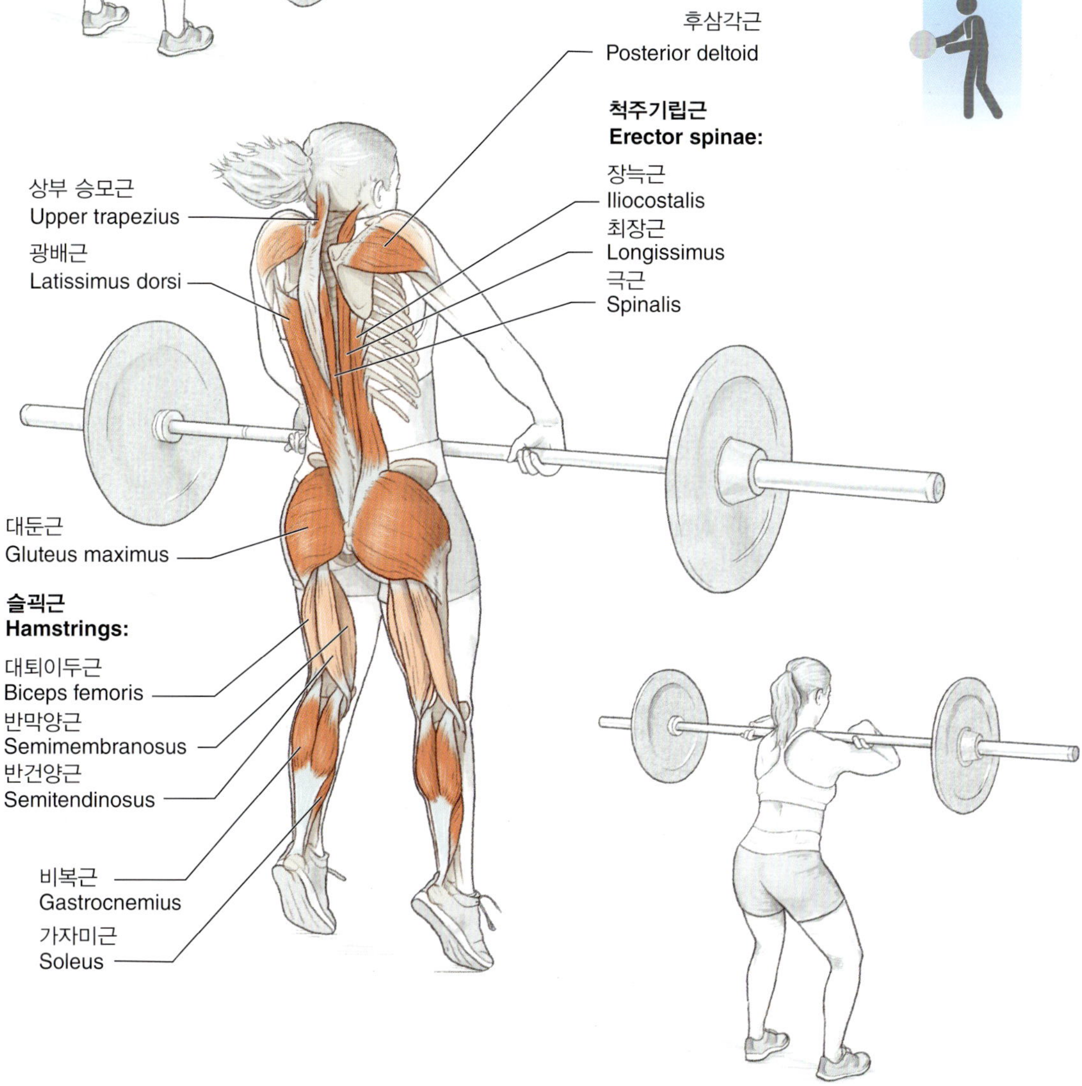

(계속)

바벨 행 클린 *(계속)*

운동 수행

1. 양 발을 골반 너비만큼 벌리고 선다;
   양 손은 어깨 너비보다 약간 넓게 벌려 고관절 앞에 있는 바벨을 잡는다.
2. 어깨를 뒤로 당기고, 손목을 구부리고, 무릎을 약간 구부린다.
   바벨을 허벅지 아래로 미끄러뜨려 무릎 위에 두고, 가슴이 바벨 위로 올 때까지 양쪽 고관절을 뒤쪽으로 굴곡시킨다(첫번째 그림).
3. 바벨을 몸에 가까이 두고, 점프하면서 어깨를 으쓱하여 바벨을 위로 당긴다(두번째 그림). 팔꿈치를 바깥쪽으로, 그리고 천장을 향해 높이 든다. 바벨이 가슴 높이에 이르면, 팔꿈치를 앞으로 내밀고 쿼터(quarter) 프런트 스쿼트(front squat; 중량을 앞에 짊어지고 리프팅 수행하는 스쿼트) 자세로 동작을 마무리하면서 바벨 아래에 쭈그려 앉는다.
4. 바벨을 제어하면서 시작 위치로 되돌아 온다. 계획된 횟수만큼 반복한다.

관련 근육

1차:
- 상부 승모근
- 척주기립근 (장늑근, 최장근, 극근)
- 광배근
- 대둔근
- 가자미근
- 비복근
- 후삼각근

2차:
- 슬괵근(반건양근, 반막양근, 대퇴이두근)
- 대퇴사두근(대퇴직근, 외측광근, 내측광근, 중간광근)

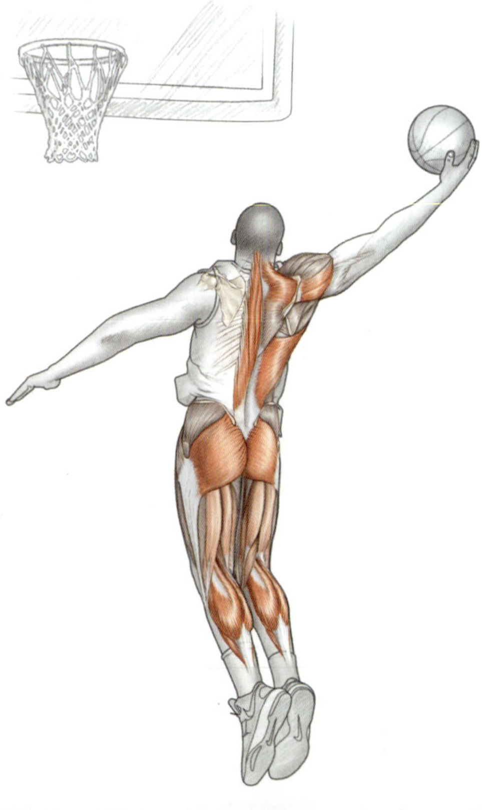

기능적 초점

올림픽 리프트를 훈련 프로그램에 포함시키는 목적은 전신 폭발력을 발달시키기 위함이다. 수직 점프 능력을 향상시키는 핵심 요소는 높은 수준의 수직 힘을 빠르게 만들어 내는 능력을 향상시키는 것이다. 바벨 행 클린과 스내치는 수직 추진에 사용 되는 근육과 움직임 패턴을 훈련시켜 수직 점프를 개선하는 훌륭한 운동 선택지가 될 수 있다.

변형 동작

바벨 행 스내치
Barbell Hang Snatch

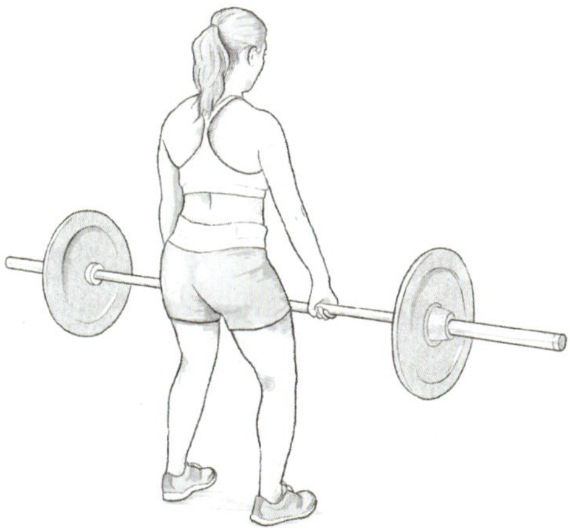

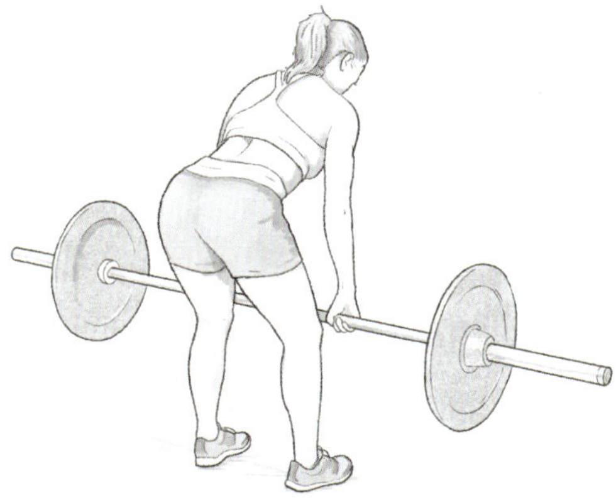

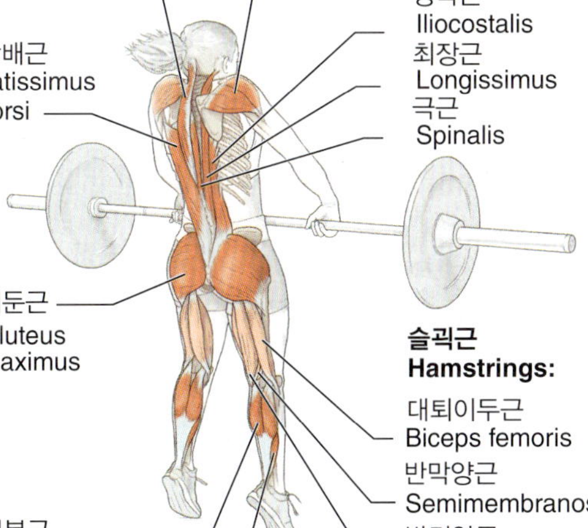

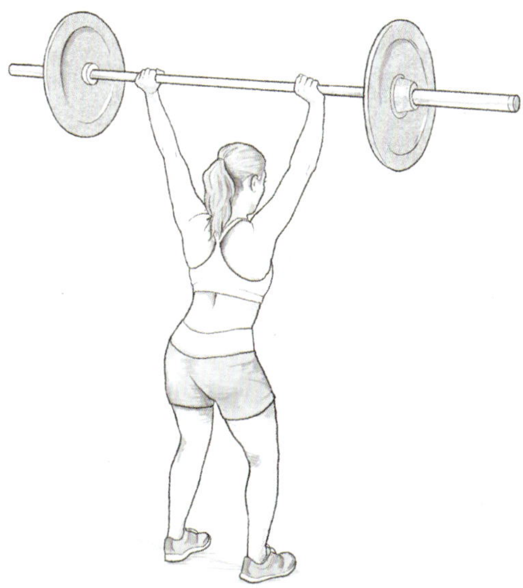

양 발을 고관절 너비만큼 벌리고 서서 양 손은 어깨 너비 만큼 벌려 고관절 앞에 있는 바벨을 잡는다. 어깨를 뒤로 당기고, 손목을 구부리고, 무릎을 약간 구부린다. 바벨을 허벅지 아래로 미끄러뜨려 무릎 위에 두고, 가슴이 바벨 위로 올 때까지 양쪽 고관절을 뒤쪽으로 굴곡시킨다. 바벨을 몸에 가까이 두고 점프하고 어깨를 으쓱하여 머리 위로 바벨을 밀어 올린다. 팔꿈치를 높이 올리고 쿼터 오버헤드 스쿼트 자세로 동작을 끝낸다. 바벨을 제어하면서 시작 위치로 되돌아 온다. 계획된 횟수만큼 반복한다.

케틀벨 스윙
KETTLEBELL SWING

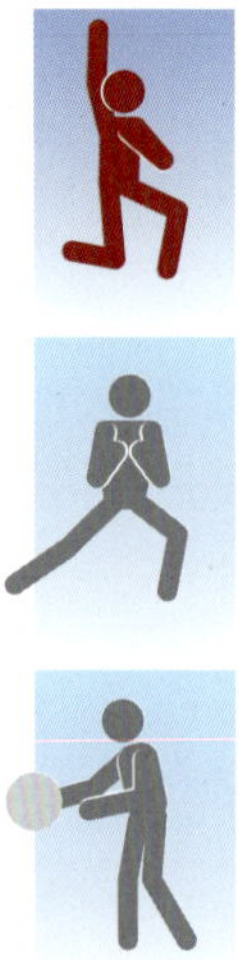

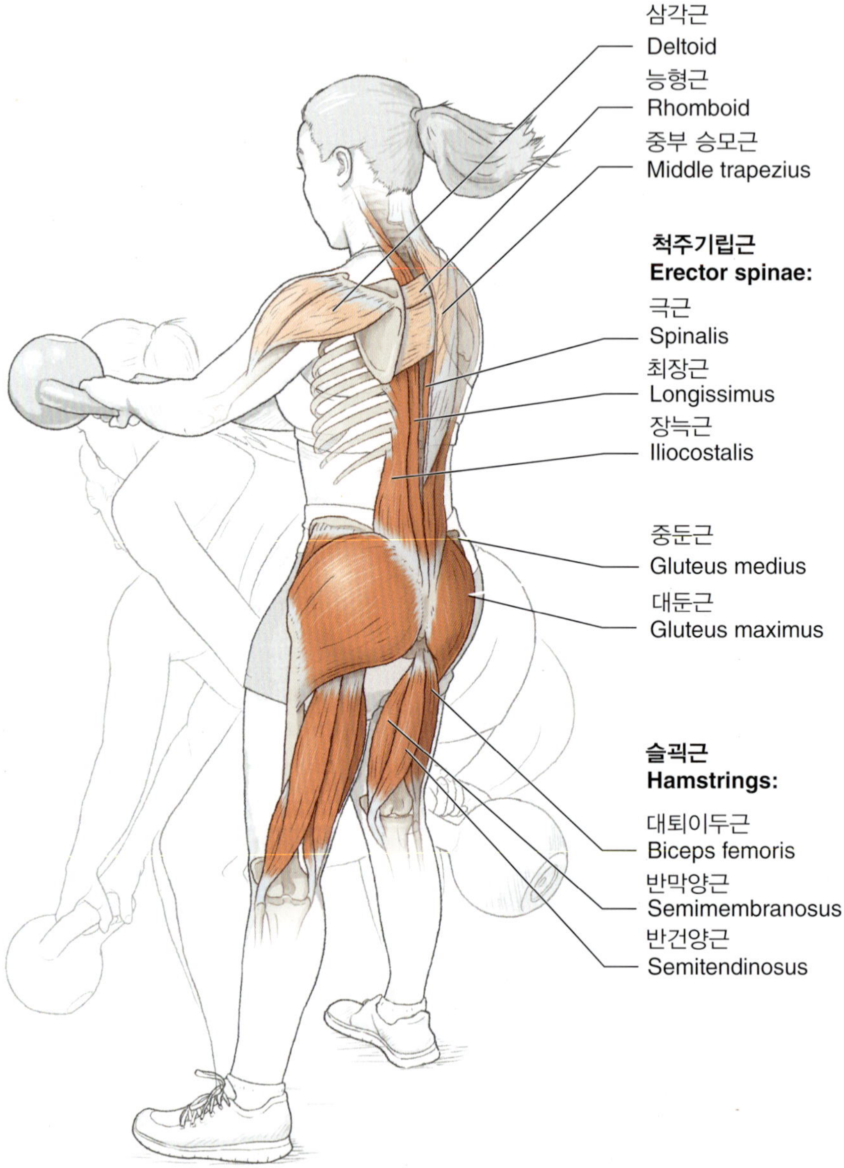

운동 수행

1. 케틀벨에서 약 3피트(0.9m) 떨어져서 선다.
   고관절을 아래쪽으로 굴곡하고 무릎을 굽히면서 엉덩이를 뒤로 민다.
   양 어깨는 약간 앞으로 기울어 진 채 고관절 위쪽에 위치 시킨다.

2. 양 팔을 완전히 편 상태에서 앞으로 뻗고, 양손으로 케틀벨을 잡는다.
   척추 중립 자세를 강하게 유지하면서 양쪽 고관절 아래를 향해
   케틀벨을 뒤로 들어 올린다.

3. 힘차게 양쪽 고관절을 신전하면서, 무릎을 곧게 펴고 어깨를 위로 굴곡하여
   케틀벨의 운동 방향을 반전시킨다.

4. 양 팔이 가슴 높이에 도달하여 지면과 평행하게 될 때 동작을 멈춘다.
   동작을 반복하여 사이클을 다시 시작하고 계획된 횟수만큼 수행한다.
   운동이 끝난 후 앞에 있는 지면에 안전하게 케틀벨을 놓는다.

관련 근육

1차:

- 대둔근
- 중둔근
- 슬괵근(반건양근, 반막양근, 대퇴이두근)
- 척주기립근(장늑근, 최장근, 극근)

2차:

- 능형근
- 중부 승모근
- 삼각근

(계속)

케틀벨 스윙 *(계속)*

기능적 초점

케틀벨 스윙은 야구, 테니스, 골프와 같은 스포츠에 필요한 폭발적인 고관절 신전을 발달 시킬 수 있는 강력한 도구로 훈련될 수 있다. 이러한 회전력이 필요한 모든 스포츠에서, 운동 선수들은 강력한 고관절 신전을 만들고 하체의 힘을 스윙 동작으로 변환하기 위해 골반을 전방경사 위치에서 후방경사 위치로 빠르게 회전해야 한다. 고중량 케틀벨 스윙을 훈련하면 고관절과 골반의 폭발력을 키울 수 있고, 이는 회전력을 높인다.

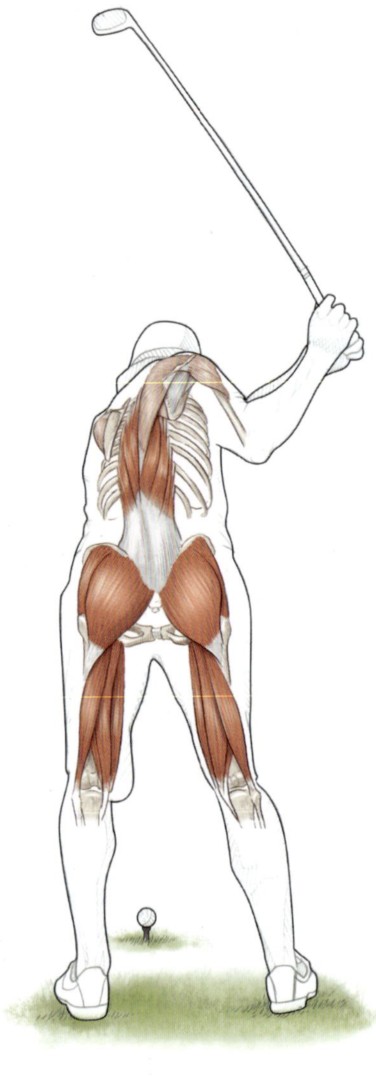

덤벨 스내치
DUMBBELL SNATCH

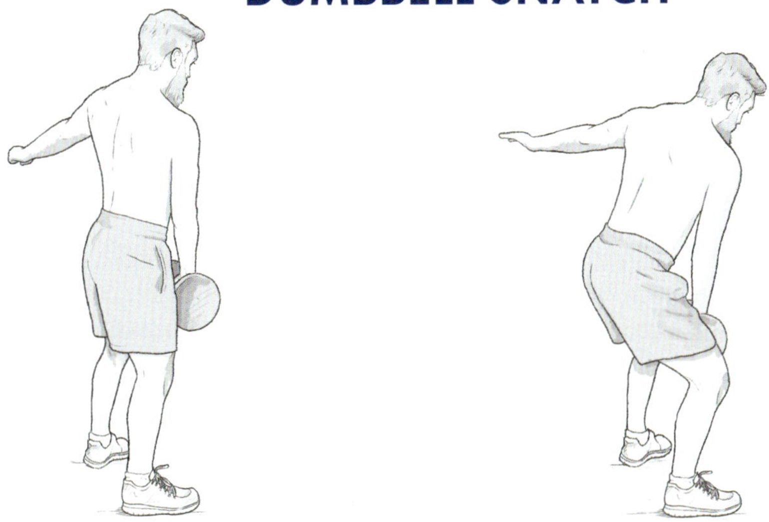

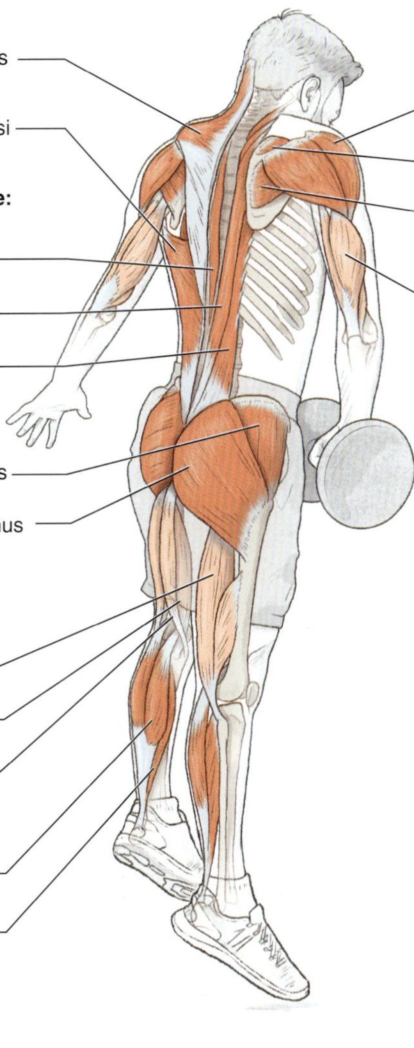

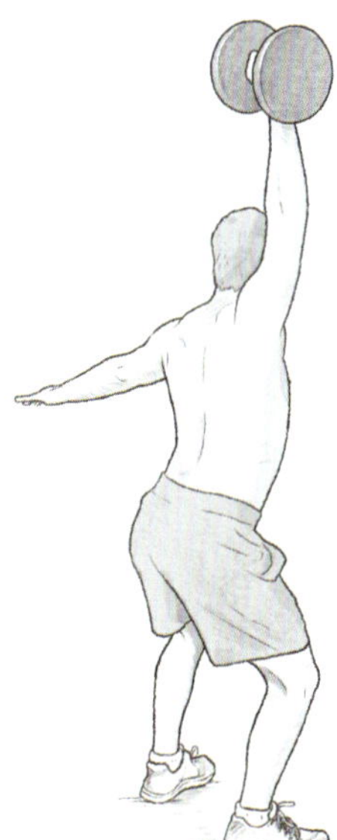

(계속)

덤벨 스내치 *(계속)*

운동 수행

1. 양 발을 어깨너비만큼 벌리고 무릎을 약간 구부린 자세로 선다. 한 손으로 덤벨을 들어 몸통의 앞쪽 무릎 사이에 위치시킨다. 이때 덤벨을 잡은 손의 손바닥이 몸을 향하도록 회내시킨다.
2. 덤벨을 가까이 둔 상태에서 점프하면서 어깨를 으쓱하여 덤벨을 머리 위로 힘껏 밀어 올린다.
3. 덤벨을 머리 위로 올리고 팔꿈치와 손목을 곧게 펴서 마무리한다. 이때 하체는 쿼터 스쿼트 자세를 취한다.

관련 근육

1차:

- 중둔근
- 대둔근
- 척주기립근(장늑근, 최장근, 극근)
- 비복근
- 가자미근
- 삼각근
- 상부 승모근
- 극하근
- 극상근
- 광배근

2차:

- 상완삼두근
- 슬괵근(반건양근, 반막양근, 대퇴이두근)

기능적 초점

덤벨 스내치는 청소년 선수나 훈련 시간이 짧은 선수들이 전신 폭발력을 키울 수 있는 소중한 훈련법이다. 덤벨 스내치에 대한 학습 곡선은 빠르고, 덤벨만 사용하기 때문에 장비 요구도가 낮다. 덤벨 스내치는 전신 근파워를 발달시키고, 선수가 양쪽 고관절 및 무릎, 발목 3관절을 동시에 신전을 하는 동작과 덤벨을 머리 위로 밀어 올릴 때 등 위쪽과 어깨까지 힘을 전달하는 방법을 훈련시킨다. 덤벨 스내치의 또 다른 이점으로는 동작이 끝날 때, 덤벨을 강제로 감속시킬 때 견갑대 근육 조직에서 발달 되는 동적 안정성이 있다.

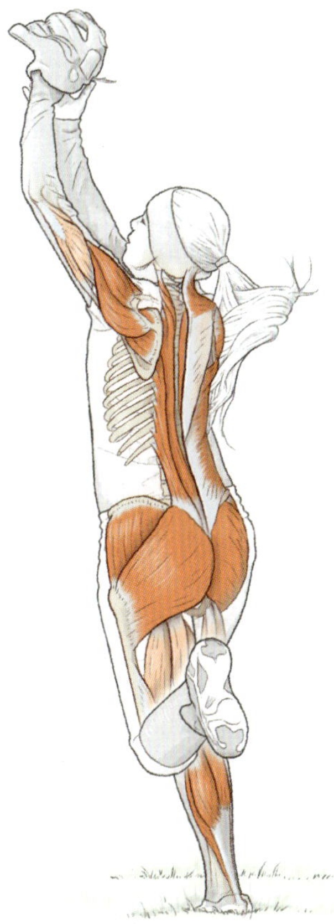

슬레드 마치
SLED MARCH

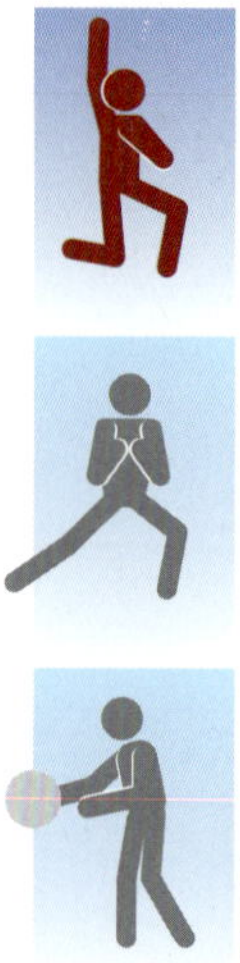

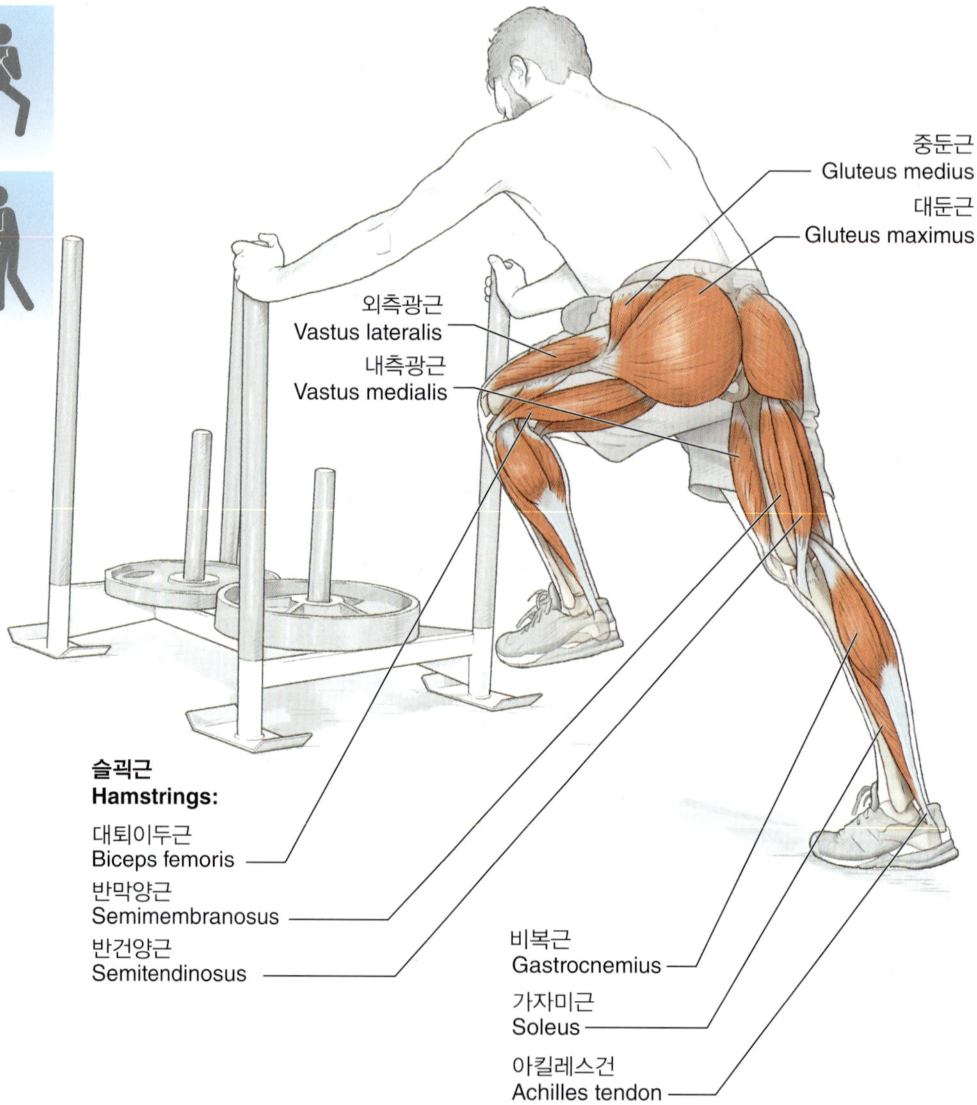

운동 수행

1. 일정한 연속 동작으로 편안하게 밀 수 있는 중량을 썰매(drive sled)에 싣는다. 양 손으로 손잡이 양쪽 상단을 각각 잡고 팔을 곧게 펴고 몸을 45° 각도로 한 상태에서 썰매에 기댄다.
2. 썰매를 앞으로 밀면서 나아간다. 이때 발로 무게 중심 뒤쪽에 있는 지면을 차면서 무릎을 고관절을 지나도록 들어 올리면서 썰매를 움직인다. 발목의 능동적인 족배굴곡을 유지하면서 프로그램된 거리에 도달할 때까지 연속적인 행진 리듬을 유지한다.

관련 근육

1차:

- 대둔근
- 중둔근
- 대퇴직근
- 내측광근
- 외측광근
- 슬괵근(반건양근, 반막양근, 대퇴이두근)
- 비복근
- 가자미근

2차:

- 대내전근
- 단무지굴근
- 단지굴근
- 아킬레스건

(계속)

슬레드 마치 *(계속)*

기능적 초점

전력 질주의 가속 단계는 선수가 엉덩이에서 슬괵근으로부터 만들어진 힘을 하퇴부와 발을 통해 전달해야 하는 동적 피스톤과 같은 동작이다. 전통적인 웨이트 룸 운동은 일반적인 근력과 근파워를 기를 수 있지만, 슬레드 마치 운동의 패턴 특수성은 경기장에서 전력 질주 동작으로의 변환이 높은 수준으로 이루어지게 한다. 가속은 주로 둔근과 슬괵근의 고관절 신전력과 비복근과 가자미근의 족저굴곡에 의존하는데, 이 모든 것들은 슬레드 마치 연습 동안 직접적으로 자극을 받는다.

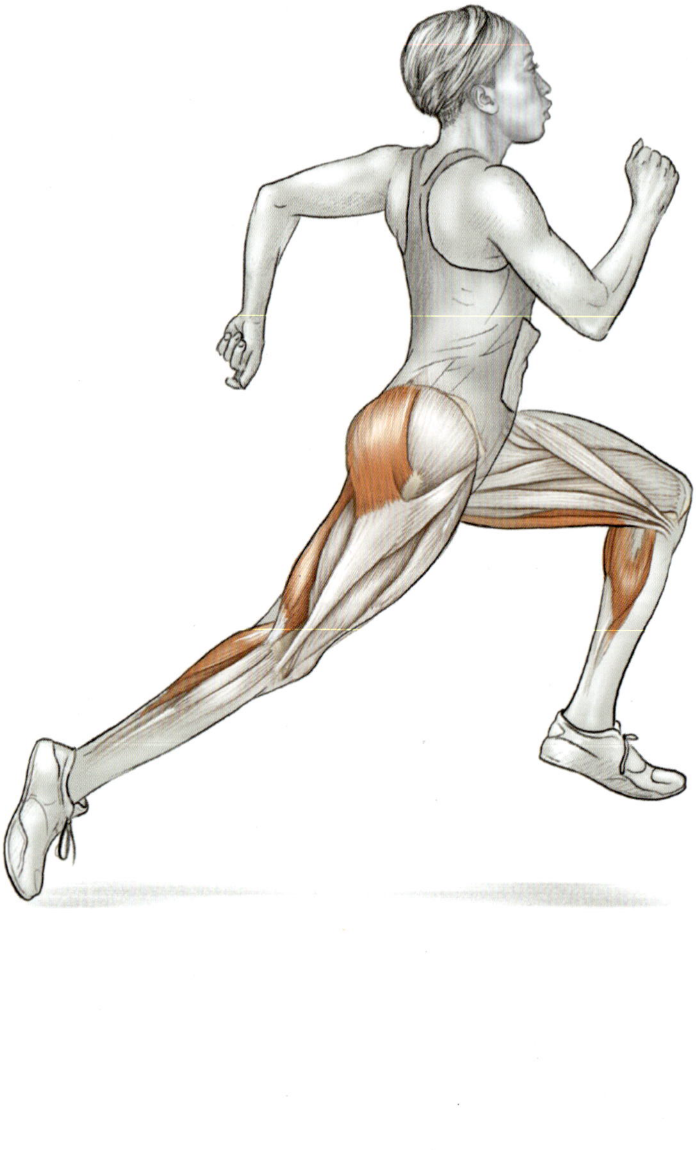

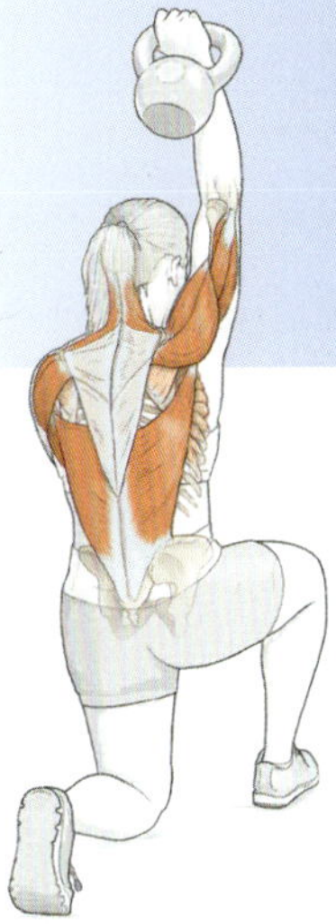

6

상체 근력 운동

UPPER-BODY STRENGTH EXERCISES

상체의 근력, 특히 어깨관절을 둘러싼 근육의 발달은 스포츠에서 경기력 향상과 부상 감소를 위해 매우 중요하다. 전통적인 보디빌딩식 훈련에서는 심미적 발달을 위해 근비대와 단관절 운동에 집중된 운동을 시행한다. 이 접근법은 보디빌딩의 추구에 적합하지만, 기능적인 운동 수행 능력의 향상과는 부합되지 않을 수 있다.

상체 근력과 근파워의 개발을 위한 기능적 근력 훈련 프로그램을 설계할 때, 흉곽에서부터 관절와 상완(glenohumeral) 및 견갑흉추(scapulothoracic) 관절에 이르는 모든 근육의 기능을 고려해야 한다. 어깨 복합체는 매우 넓은 관절 가동성을 갖으며, 이는 던지기, 타격, 스윙, 밀기, 당기기와 같은 동적인 상체 움직임 동안 안전하고 효율적이며 조정된 결과를 얻기 위해 모든 주변 근육의 복잡한 공동 활성화를 요구한다 회전근개근 근육들(극하근, 극상근, 견갑하근, 소원근)과 견갑흉추 안정화 구조물들(stabilizers)은 스포츠 활동 중 상완골과 견갑골을 안정시키는 데 필수적이다.

거의 모든 경쟁을 하는 스포츠들은 상체의 해부학의 이해가 필요한 매우 다양한 역동적인 움직임을 필요로 한다. 테니스 라켓을 휘두르고, 야구공을 던지고, 상대를 태클하고, 충격에 대비하는 것 등은 모두 관절와 상완 및 견갑흉추 관절에서 매우 많은 가동성과 안정성을 요구한다.

야구공을 던지기 위해서는 상완골의 각속도(angular velocity)가 초당 7,500도까지 올라가야 하며, 극한의 외회전이 요구된다. 투구 후 어깨를 효과적으로 감속하려면 특히 광배근과 극하근, 소원근, 능형근, 하부 승모근 등의 후방 어깨 근육들에서 높은 원심성 근력의 발달이 필요하다(그림 6.1). 이 장의 후반부에서 논의된 덤벨 로우와 같은 당기는 운동은 투구 동작과 어깨의 건강을 보호하는 데 필요하며, 특히 후방 안정화 근육 조직을 개발하는 데 효과적일 수 있다.

테니스에서 라켓을 힘껏 휘두르거나 펀치로 상대를 치는 동작은 견갑골 전인근(protractors)들과 상완골의 굴곡근(flexors) 및 외전근(abductors)들에서도 큰 근력을 필요로 한다. 본 장에서 설명할 팔굽혀펴기(push-ups)와 경사진 덤벨 벤치 프레스와 같은 운동은 특히, 타격과 스윙을 위한 전거근, 전면 삼각근, 대흉근, 삼두근을 잘 발달시킬 수 있다.

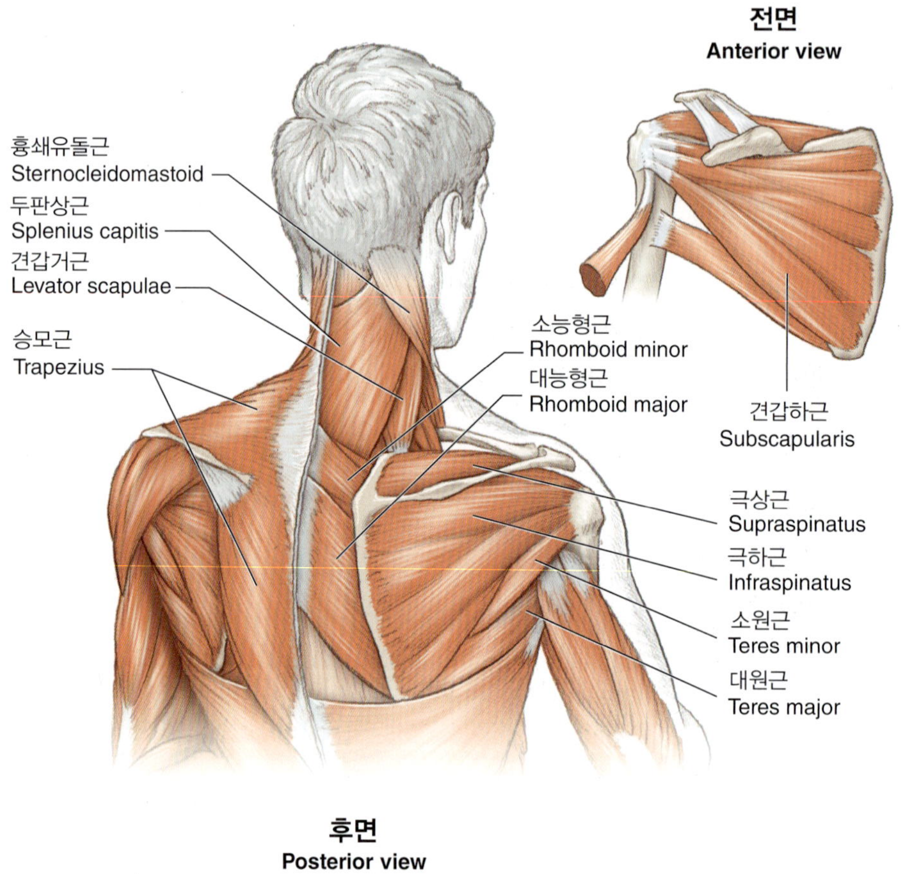

그림 6.1 회전근개근육과 견갑골 안정화 근육. 이러한 근육의 발달은 던지는 동작을 하는 운동 선수의 어깨 건강과 수행능력을 결정하는데 매우 중요한 요소이다.

어깨 건강을 위한 프로그램

PROGRAMMING FOR SHOULDER HEALTH

보디빌딩과 파워리프팅의 영향으로, 많은 전통적인 프로그램들은 팔굽혀펴기나 벤치 프레스와 같은 미는 동작의 운동(pressing exercises)에 큰 중점을 두고 턱걸이(chin-ups)이나 노젓기(rows)와 같은 당기는 운동(pulling exercises)은 덜 강조한다. 이는 운동선수들이 상체의 부상 위험을 높힐 수 있다. 균형 잡힌 기능적 훈련 프로그램은 수직과 수평으로 밀고 당기는 운동에 동등한 시간을 할애하여 어깨를 둘러싼 모든 근육을 발달시켜야 한다.

균형 잡힌 프로그램 설계를 위해 상체 근력 운동을 크게 네 가지로 나눌 수 있다.

1. **수평 밀기 Horizontal push:**
   푸쉬 업(Push-up), 바벨 벤치 프레스(barbell bench press), 인클라인 덤벨 벤치 프레스(incline dumbbell bench press)

2. **수직 밀기 Vertical push:**
   하프 닐링 얼터네이팅 케틀벨 오버헤드 프레스(Half-kneeling alternating kettlebell overhead press)

3. **수평 당기기 Horizontal pull:** 덤벨 로우(Dumbbell row)

4. **수직 당기기 Vertical pull:** 췬 업(Chin-up), 풀 업(pull-up)

푸쉬 업
PUSH-UP

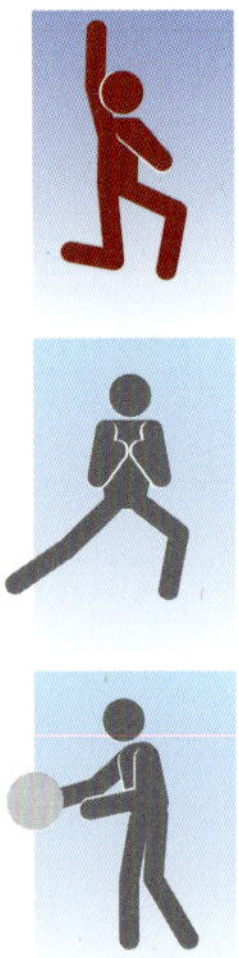

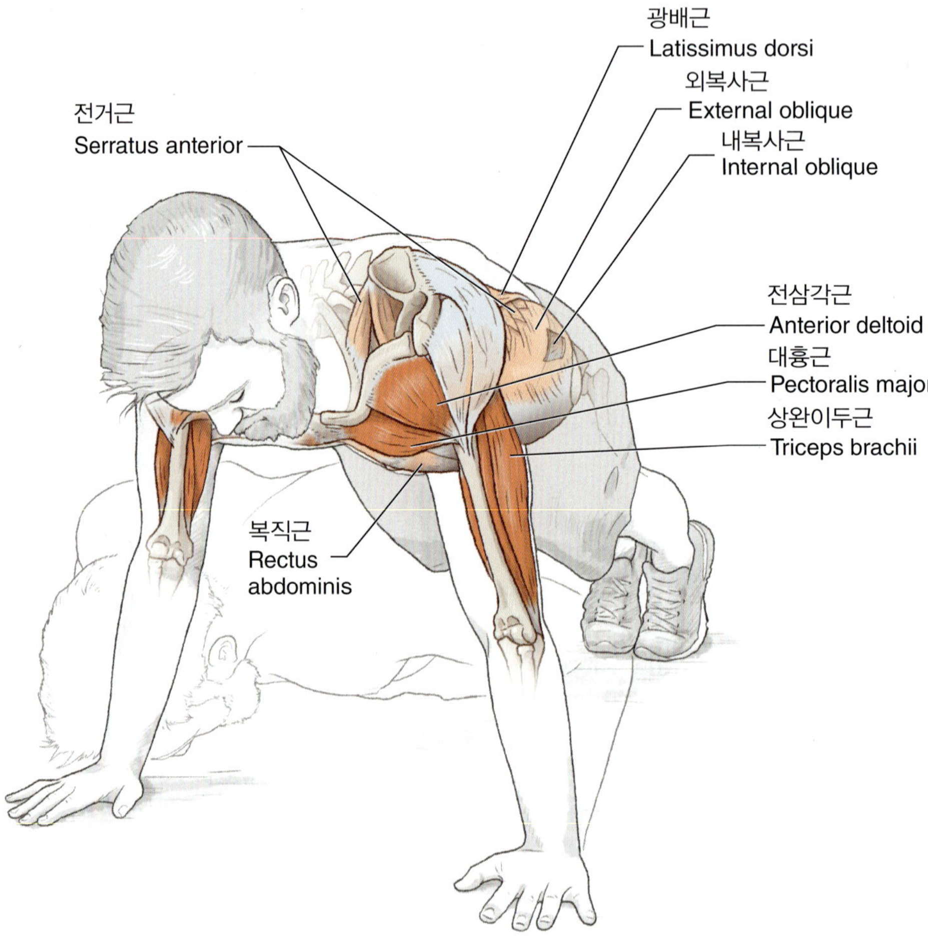
광배근
Latissimus dorsi
외복사근
External oblique
내복사근
Internal oblique
전거근
Serratus anterior
전삼각근
Anterior deltoid
대흉근
Pectoralis major
상완이두근
Triceps brachii
복직근
Rectus
abdominis

운동 수행

1. 두 다리를 붙이고 양 팔을 편 채로 손을 어깨 너비 바로 바깥에 놓은 엎드린 푸쉬 업 자세의 상단에서 시작한다. 머리와 흉추, 천골을 일직선으로 유지한다.
2. 움직임을 제어하면서 지면에서 약 3인치(7.6cm)가 될 때까지 양 팔꿈치를 굽혀 몸을 천천히 내린다. 몸이 가장 지면과 가까운 이동의 하단에서는 상완골은 몸의 중앙선으로부터 약 45° 정도 외전되어야 한다.
3. 몸통을 일직선으로 정렬한 상태를 유지하면서 지면으로부터 힘차게 밀어 올린다. 이동의 상단에서 양 팔을 완전히 잠근다. 계획된 횟수만큼 반복한다.

관련 근육

1차:

- 대흉근
- 상완이두근
- 전삼각근

2차:

- 극하근
- 소원근
- 광배근
- 전거근
- 복직근
- 내복사근 및 외복사근

(계속)

푸쉬 업 *(계속)*

기능적 초점

푸쉬 업은 스윙 및 타격, 던지는 근파워를 만드는 근육을 직접적인 목표로 한다. 푸쉬 업의 닫힌 사슬 특성은 견갑골을 벤치에 고정시키는 바벨 벤치 프레스와 같은 운동에서는 제공되지 않는, 견갑골의 자유로운 움직임을 제공한다. 이러한 자연스러운 움직임은 대흉근 및 전삼각근, 광배근, 상완삼두근과 같은 주요 이동근 뿐만 아니라, 전거근 및 극하근, 소원근과 같은 관절와상완과 견갑 안정화 구조물들의 발달을 허용한다.

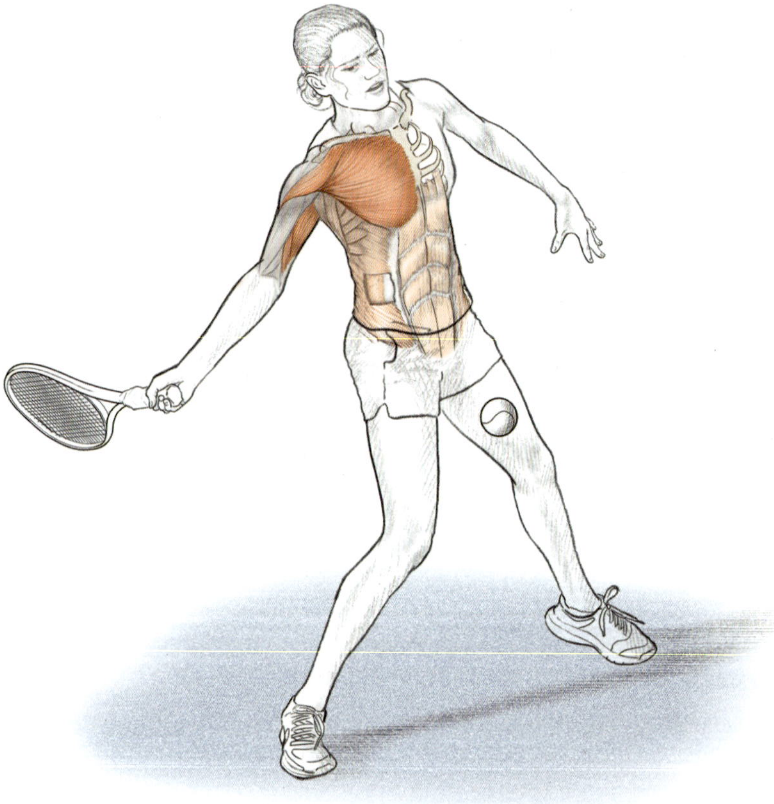

하프 닐링 얼터네이팅 케틀벨 오버헤드 프레스

HALF-KNEELING ALTERNATING KETTLEBELL OVERHEAD PRESS

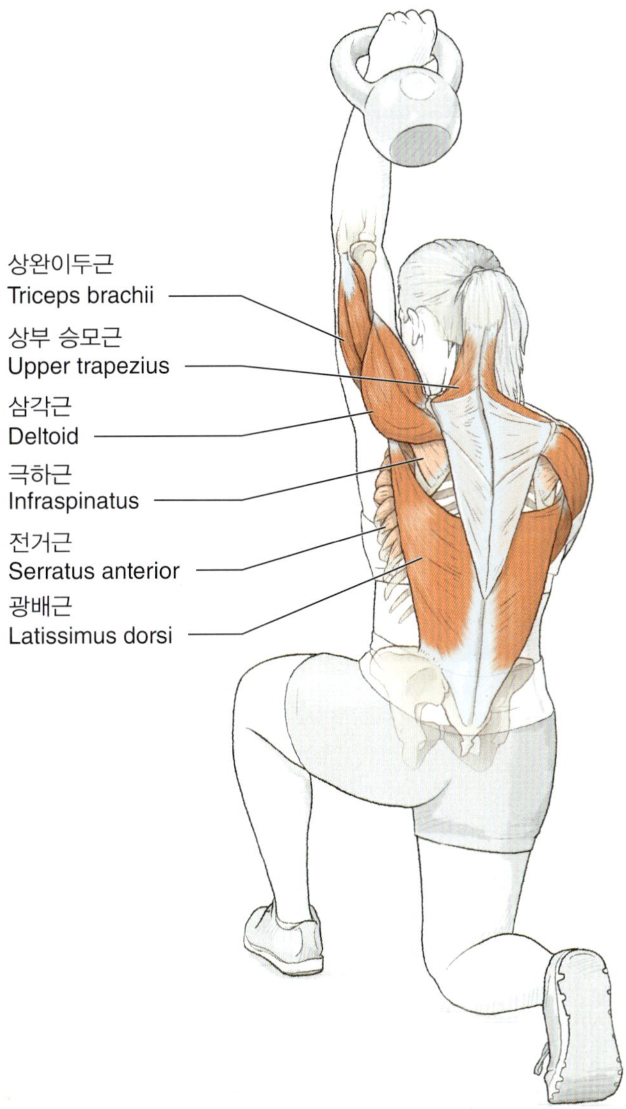

(계속)

하프 닐링 얼터네이팅 케틀벨 오버헤드 프레스 *(계속)*

운동 수행

1. 반 무릎 서기 자세(half-kneeling position)로 시작한다.
   이때 뒷쪽 발목을 족배굴곡하고 양 손에 각각 케틀벨을 가슴 앞쪽에 걸쳐 프런트 랙 포지션(front rack position)을 취한다.
2. 안정적인 몸통을 유지한 상태에서 한쪽 팔을 머리 위로 밀어 올려 상단 위치에서 완전히 잠근다.
3. 케틀벨을 시작 위치까지 천천히 내리고 반대쪽 팔로 동작을 반복한다.
   계획된 횟수만큼 양쪽 팔을 교대로 운동한다.
   각 후속 세트들에서 무릎 서기 자세의 서는 무릎을 교대로 시행한다.

관련 근육

1차:

- 삼각근
- 상부 승모근
- 상완이두근
- 광배근

2차:

- 극하근
- 견갑하근
- 전거근

기능적 초점

반 무릎 서기 자세에서 교대로 케틀벨을 머리위로 들어올리는 훈련은 전삼각근과 상완삼두근, 광배근, 상부 승모근, 극하근, 견갑하근을 발달시킨다. 이 근육들은 특히 공을 골대에 넣기 또는 전달하기, 머리 위로 던지기와 같은 동작이 흔히 시행되는 농구와 배구와 같은 스포츠에서 수직적 힘을 생산하는데 중요하다. 오버헤드 위치에서 이러한 근육을 발달시키면 스포츠 활동에 특화된 근력이 발달할 뿐만 아니라 오버헤드 위치에서 관절와상완의 안정성을 향상시킬 수 있다.

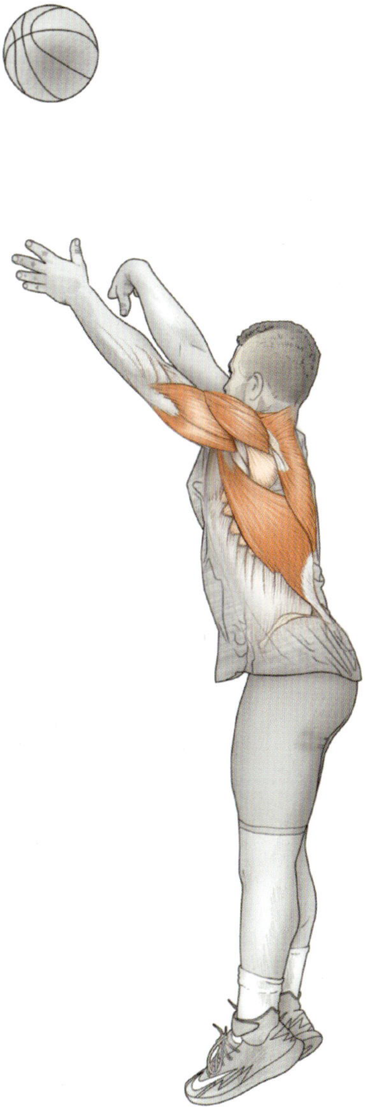

바벨 벤치 프레스
BARBELL BENCH PRESS

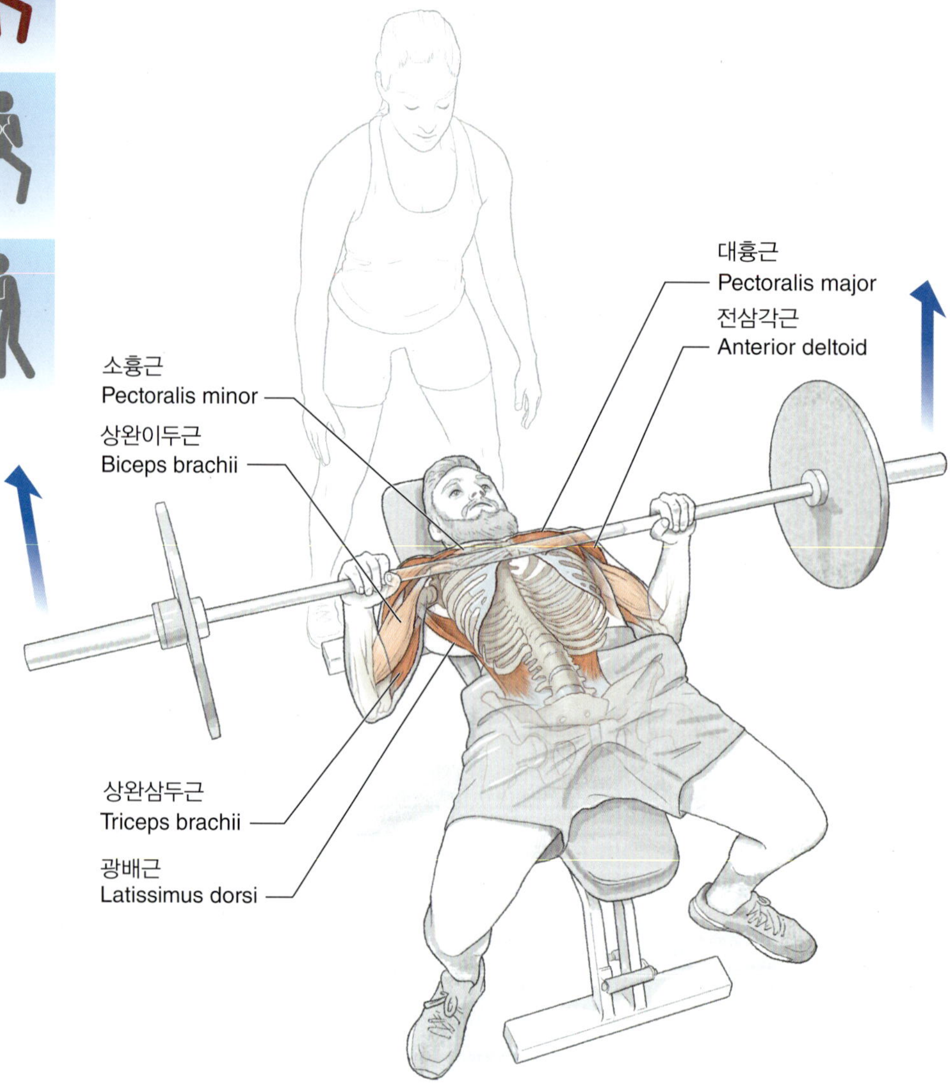

운동 수행

1. 양 발을 바닥에 단단히 지지한 채 벤치에 반듯이 누워서 시작한다. 바벨을 어깨 너비의 약간 바깥쪽으로 잡고 어깨 바로 위에 오도록 받침대에서 꺼낸다.
2. 바벨을 단단히 잡은 상태에서 양쪽 어깨를 능동적으로 외회전시키면서 견갑대에 장력을 만든다. 가슴의 가장 높은 지점에 닿을 때까지 바벨을 천천히 아래로 내린다.
3. 바벨을 위로 힘껏 밀어 올리고, 팔을 상단에서 완전히 잠근다. 바벨을 받침대로 되돌리기 전에 계획된 횟수를 반복한다.

관련 근육

1차:

- 대흉근
- 전삼각근
- 상완삼각근
- 광배근

2차:

- 소흉근
- 상완이두근

(계속)

바벨 벤치 프레스 *(계속)*

기능적 초점

벤치 프레스는 상체의 근비대를 만들 수 있는 효과적인 훈련이다. 이는 하키와 축구와 같은 충돌 스포츠를 위해 몸을 보호하는데 도움을 줄 수 있다. 추가적으로, 벤치 프레스는 충돌 스포츠에서 접촉을 시작하는 데 사용되는 근육을 훈련시킨다. 다른 플레이어를 보드로 체크하거나 스크리미지 라인에서 상대를 차단하는 것은 흉근, 삼각근, 삼두근 근육 그룹의 높은 강도의 근력을 필요로 한다.

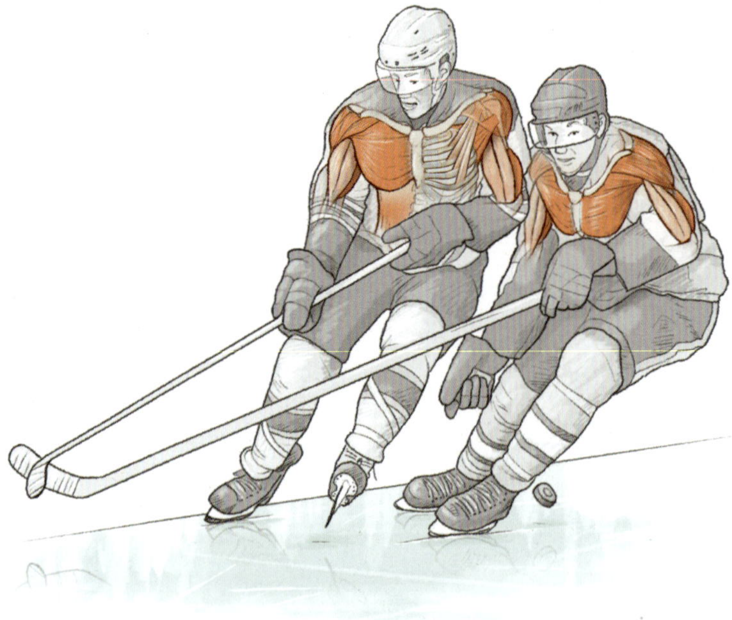

인클라인 덤벨 벤치 프레스
INCLINE DUMBBELL BENCH PRESS

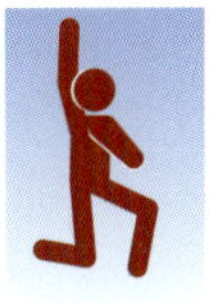
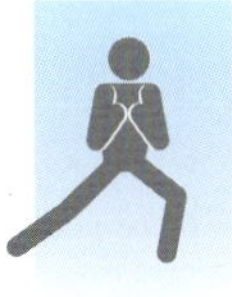
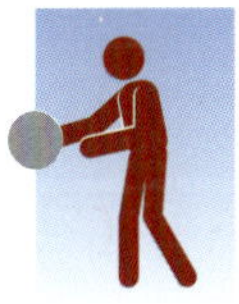

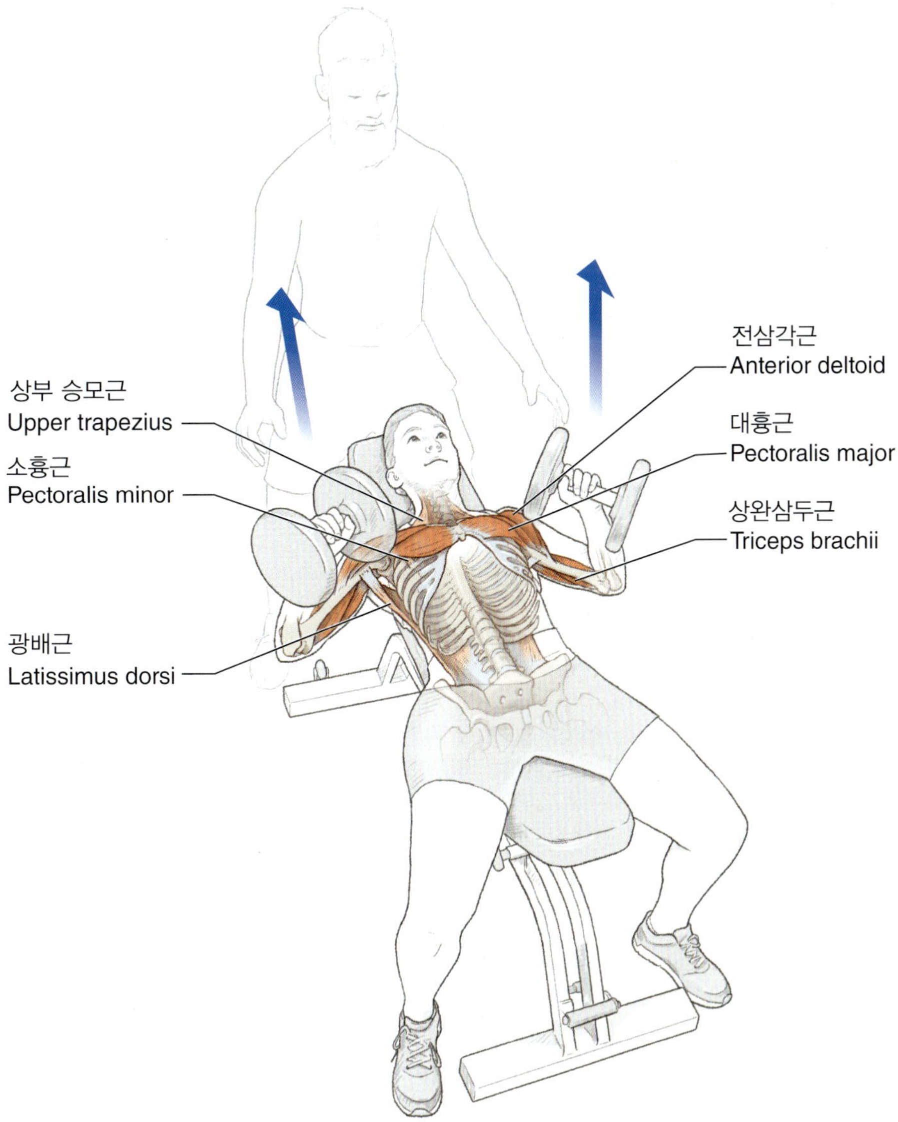

(계속)

인클라인 덤벨 벤치 프레스 *(계속)*

운동 수행

1. 약 20° 경사의 인클라인 벤치에 누워서 시작한다.
   운동하는 동안 양 발로 지면을 단단히 지지한다.
   덤벨을 머리 위로 가져와서 팔꿈치를 곧게 펴고 어깨 바로 위에 오도록 한다.
2. 덤벨을 어깨 바깥쪽 가슴 위 약 6인치(15cm)가 될 때까지 아래로 내린다.
   그 후 팔이 잠길 때까지 아령을 위로 든다.
3. 운동하는 동안 지속적으로 엉덩이는 벤치에 두고, 양 발은 지면을 지지한다.

관련 근육

1차:

- 전삼각근
- 대흉근
- 상완삼두근

2차:

- 소흉근
- 광배근
- 상부 승모근

기능적 초점

인클라인 덤벨 벤치 프레스는 상부 가슴, 어깨 및 팔의 근력과 근파워를 발달시키도록 프로그램되어야 한다. 이러한 훈련으로 발달된 근력은 하키, 축구, 라크로스, 농구, 그리고 복싱과 같은 접촉 스포츠에서 근파워로 잘 전환될 것이다. 견제(checking)나 차단(blocking)을 하면서 강하게 때리는 동작(strike)을 하는 능력은 선수의 상체 근력 발달에 크게 좌우된다.

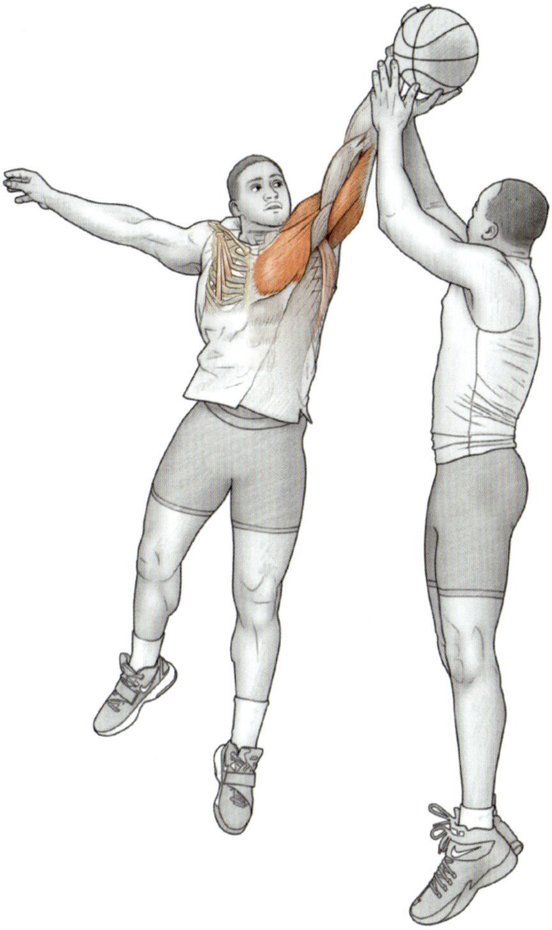

췬 업
CHIN-UP

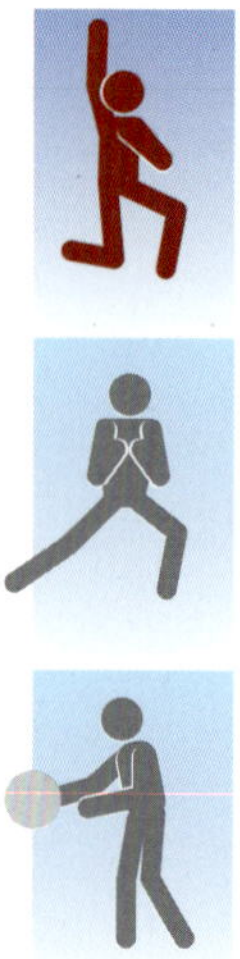

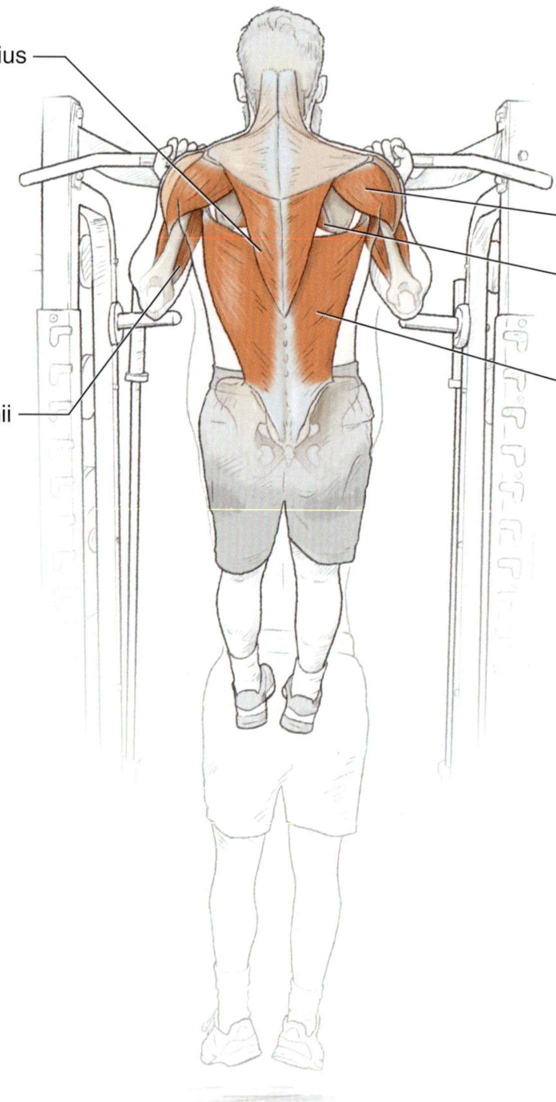
하부 승모근
Lower trapezius
후삼각근
Posterior deltoid
능형근
Rhomboids
광배근
Latissimus dorsi
상완이두근
Biceps brachii

운동 수행

1. 바에 완전히 매달린 자세로 시작한다. 이때 양 손바닥을 회외하고, 양 어깨는 머리 위로 완전히 굴곡한 채, 팔꿈치는 완전히 신전한다.
2. 머리에서 양 발까지 일자로 정렬을 유지하고 몸통을 홱 움직이거나 차올리지 않으면서 쇄골을 바 높이까지 강하게 당겨올린다.
3. 양팔이 완전히 펴질 때까지 천천히 아래쪽으로 내려가 시작자세로 돌아간다. 계획된 횟수만큼 반복한다.

관련 근육

1차:

- 광배근
- 상완이두근
- 능형근
- 후삼각근
- 하부 승모근

2차:

- 복직근
- 상완근
- 상완요근
- 원회내근
- 요측수근굴근
- 표재지굴근

(계속)

친 업 *(계속)*

변형 동작

풀 업
Pull-Up

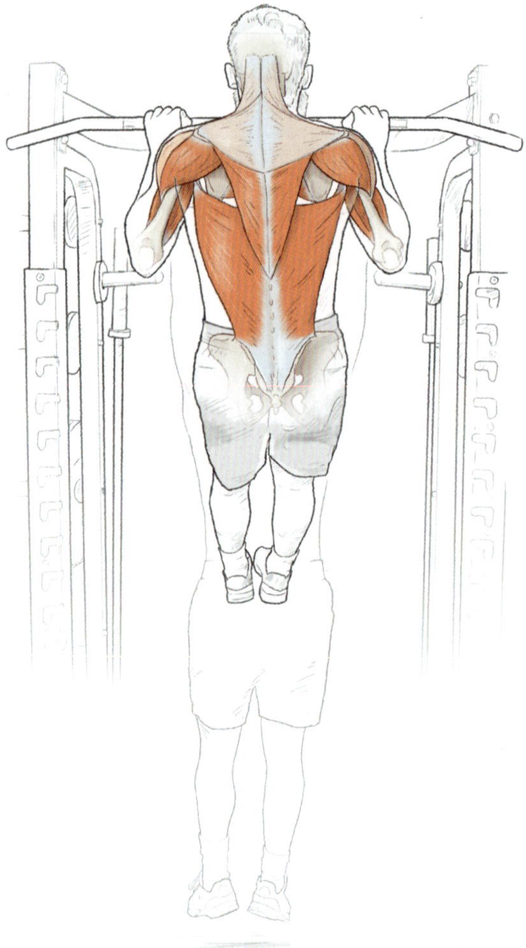

바에 완전히 매달린 자세로 시작한다. 이때 양 손바닥을 회내하고, 양 어깨는 머리 위로 완전히 굴곡한 채, 팔꿈치는 완전히 신전한다. 머리에서 양 발까지 일자로 정렬을 유지하고 몸통을 홱 움직이거나 차올리지 않으면서 쇄골을 바 높이까지 강하게 당겨 올린다. 양팔이 완전히 펴질 때까지 천천히 아래쪽으로 내려가 시작자세로 돌아간다. 계획된 횟수만큼 반복한다.

덤벨 로우
DUMBBELL ROW

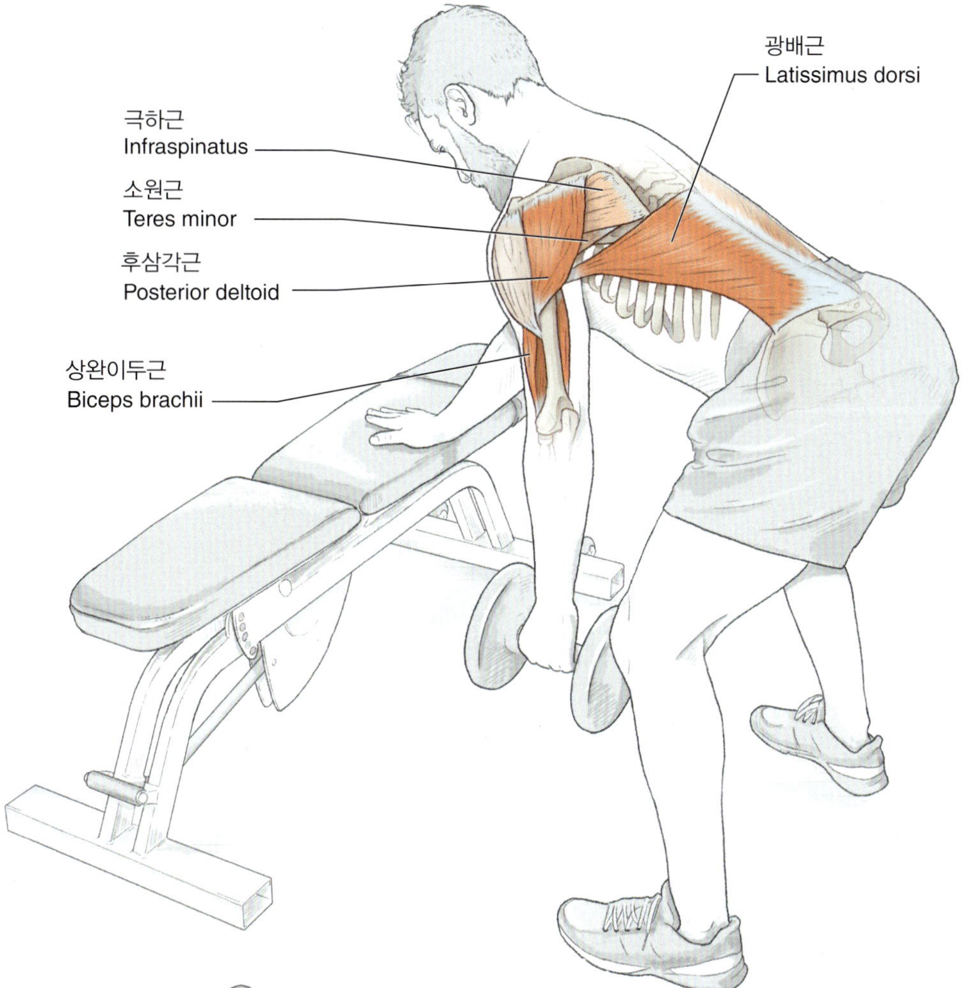

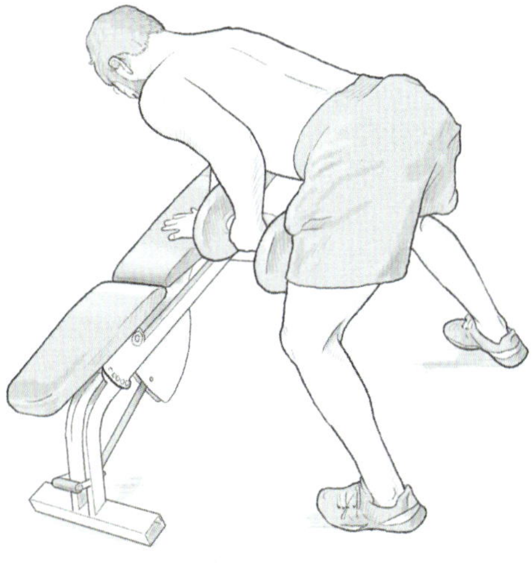

(계속)

덤벨 로우 *(계속)*

운동 수행

1. 발을 어깨 너비에서 약간 바깥쪽으로 벌리고 무릎을 약간 구부린 채 벤치에서 약 3피트(0.9m) 떨어진 곳에 서서 시작한다. 양쪽 고관절을 굴곡하고, 편평한 등을 유지하면서 한 손을 벤치에 단단히 놓는다.
2. 반대쪽 팔을 사용하여 덤벨을 잡고 흉곽 바깥쪽에 닿을 때까지 몸통을 향하여 위로 노를 젓는 동작을 시행한다.
3. 척추 중립을 유지한 채 덤벨을 다시 시작 위치로 천천히 내린다.

관련 근육

1차:

- 광배근
- 후삼각근
- 상완이두근

2차:

- 소원근
- 극하근
- 상완요근

기능적 초점

덤벨 로우는 후방 어깨와 상부 및 중부 등 근육(특히 후삼각근), 광배근, 능형근을 발달시키고, 이두근과 회전근개 근육은 더 적은 정도로 발달시킨다. 이러한 근육은 견갑대와 견갑골 복합체에 안정성을 제공하여 불안정성으로부터 어깨를 보호하고 접촉에 대하여 보호하는 역할을 하는 강력한 기반을 제공한다. 등과 후방 어깨 근육은 던지고 머리위로 때리는 동작을 하는 동안 상완골과 견갑골 관절의 감속에 필수적이며, 관절와상완 관절 캡슐과 회전근개 근육의 완전성을 보호하는 데 도움이 된다.

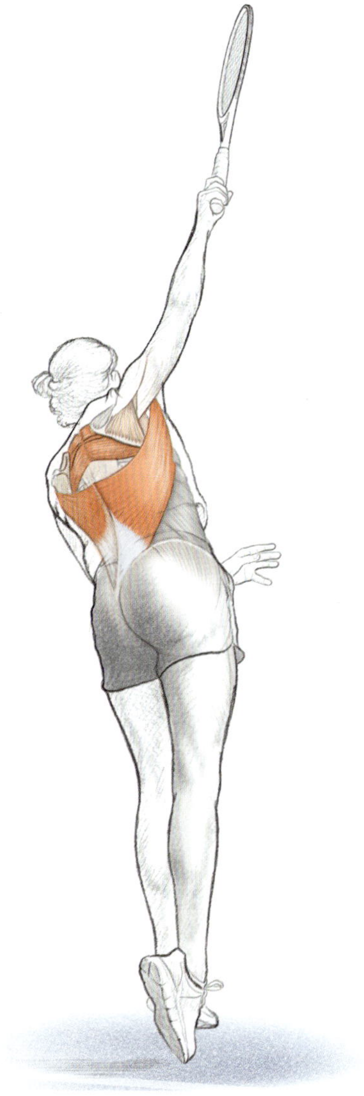

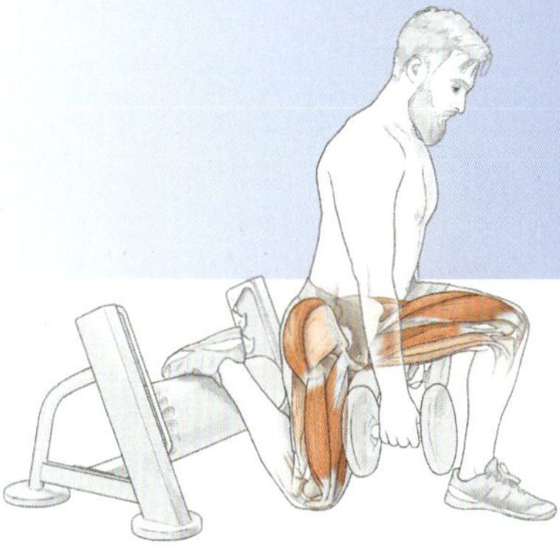

7

하체 근력 운동

LOWER-BODY STRENGTH EXERCISES

의심할 여지 없이, 웨이트룸에서 얻을 수 있는 가장 가치 있는 자산은 하체의 근력이다. 이는 스포츠에서 경기력을 향상시키고 부상을 줄이기 때문이다. 전신의 힘 생성은 항상 다리에서 시작된다. 상대를 지나쳐 질주하거나, 레이업을 위해 점프하거나, 방망이를 휘두르는 동작에서 힘은 지면을 밀면서 발생되고 몸의 나머지 부분에 걸쳐 전달된다. 이 지구상의 운동선수들은 하체 단련을 통하여 큰 혜택을 받고 있다.

간단한 물리학 방정식으로 빠르게 뛰고 높이 점프하는 운동선수의 능력을 나타낼 수 있다. 선수들이 지면에 더 많은 힘을 밀어 넣을 수록, 그들은 더 멀리 그리고 더 빨리 움직일 수 있다.

다음의 공식을 참고해보자:

힘 Force = 질량 Mass × 가속도 Acceleration

운동선수가 힘껏 땅을 차면서 그들의 체중을 수직 또는 수평으로 가속할 수 있는 능력은 하체 근력에 크게 좌우된다. 거의 모든 경기 종목에서 스피드가 매우 중요하므로, 기능성 근력 훈련 프로그램에서는 하체 근력 훈련이 반드시 우선시 되어야 한다.

심지어 장거리 달리기 같은 지구력 운동도 하체 근력 훈련을 함께 시행하면 큰 이득을 볼 수 있다. 하체 근력 훈련이 달리기 능력을 현저하게 향상시키고 골관절염, 족저근막염, 스트레스 골절, 슬괵근 염좌와 같은 달리기 관련 부상의 가능성을 줄일 수 있다는 것이 연구로 입증됐다.

고관절 우세 운동 대 무릎 우세 운동

HIP-DOMINANT VERSUS KNEE-DOMINANT MOVEMENTS

기능성 훈련 프로그램을 만들 때는 하체 근력 운동을 고관절 우세(hip-dominant) 운동과 무릎 우세(knee-dominant) 운동으로 구분하는 것이 도움이 된다. 모든 하체 운동을 이 두 개의 하위 구분 중 하나로 구성하면 단순하고 균형 잡힌 프로그램을 설계할 수 있다.

고블렛 스쿼트, 스플릿 스쿼트 변형, 싱글 레그 스쿼트와 같은 무릎 우세 운동은 주로 대퇴직근(rectus femoris), 내측광근(vastus medialis), 외측광근(vastus lateralis)과 같은 전방 무릎 신전근들을 발달시키지만, 둔근와 슬괵근을 덜 발달시킨다.

데드리프트(deadlifts)와 브릿지(bridges)와 같은 고관절 우세 운동은 주로 후면 사슬 근육들 특히, 둔근 및 슬괵근 그룹의 발달에 초점을 맞춘다.

양측 대 편측 하체 훈련

BILATERAL VERSUS UNILATERAL LOWER-BODY TRAINING

하체 근력 운동을 고관절 우세 운동과 무릎 우세 운동으로 구분하는 것을 넘어 양측(bilateral) 운동과 편측(unilateral) 운동으로도 나눌 수 있다. 전통적인 보디빌딩과 파워리프팅 중심의 훈련 접근법은 근력을 키우고 근비대를 위해 백 스쿼트와 스트레이트 바 데드리프트와 같은 양측 움직임에 중점을 두었다. 이러한 접근 방식은 경쟁적인 역도(powerlifting)와 같은 스포츠의 수준을 높이는데 도움이 되었지만, 달리기와 점프, 그리고 빠른 방향 전환을 포함하는 운동들에서는 더 적은 도움이 될 수도 있다. 양측 하체 근력 운동은 특히 초보자를 위한 완전한 기능적 훈련 프로그램이다. 고블렛 스쿼트는 기초 하체 근력을 발달시키기 위한 훌륭한 초급 근력 훈련 운동이며 트랩 바 데드리프트는 후방 체인 근력과 근비대를 발달시키는 소중한 도구로 사용될 수 있다.

하체 기능적 근력 훈련은 편측이다.

LOWER-BODY FUNCTIONAL STRENGTH TRAINING IS UNILATERAL

기능적 훈련 프로그램을 구성할 때, 스포츠에서 신체에 도전하는 것과 유사한 방식으로 신체에 도전하는 운동을 포함시키는 지를 살펴봐야 한다. 구조적으로나 신경학적으로 인간은 한 번에 한 개의 사지를 가지고 대측성 패턴으로 움직이도록 설계된 편측 지배적인 생물이다. 인체가 설계된 방법과 일치하는 훈련 전략을 선택하는 것은 더 효과적이고 효율적인 운동 프로그램을 구성할 수 있을 것이다.

편측 하체 운동은 스포츠의 수준을 향상 할 수 있고 큰 부하로부터 척추를 보호하는 경향이 있기 때문에 하체 근력 훈련 프로그램의 대부분을 차지하도록 하는 것이 중요하다. 경기 종목은 주로 한 번에 한쪽 다리로 진행되며, 훈련 접근법은 이러한 특성이 스포츠 활동에 최대한 이어지도록 반영해야 한다.

하체 근육의 기능적 요구는 양측 지지 자세에서 편측 지지 자세로 변경시 완전히 바뀐다. 여러분이 두 다리로 서 있는 동안, 자세는 관상면과 횡단면상 균형이 안정적이기 때문에 해당 평면을 조절하는 근육들의 높은 수준의 활동이 필요하지 않다. 반대로, 당신이 땅에서 한쪽 다리를 제거하는 순간, 당신의 몸은 관상면과 횡단면에서 정렬을 유지하기 위해 다수의 내측 및 외측 안정화 근육들을 동원해야 한다. 내측 및 외측 복부, 고관절 및 하체 근육들은 한 다리 자세(single-leg stance)로 몸통, 골반, 대퇴골 및 하퇴부(lower leg)의 정렬를 유지하기 위해 동시에 활성화 되어야 한다.

경기에서 부상 발생을 줄이기 위해 편측 훈련을 시행해야 한다. 싱글 레그 스쿼트나 데드리프트와 같은 편측 운동을 통해, 외다리 자세에서 골반 및 대퇴골, 경골, 발에 대한 통제력을 발달시키는 것은 반복으로 다치는 무릎과 발목의 인대와 힘줄을 보호하는 데 도움이 될 것이다.

고블렛 스쿼트
GOBLET SQUAT

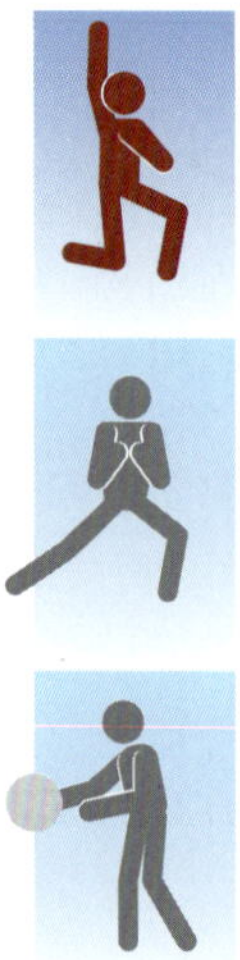

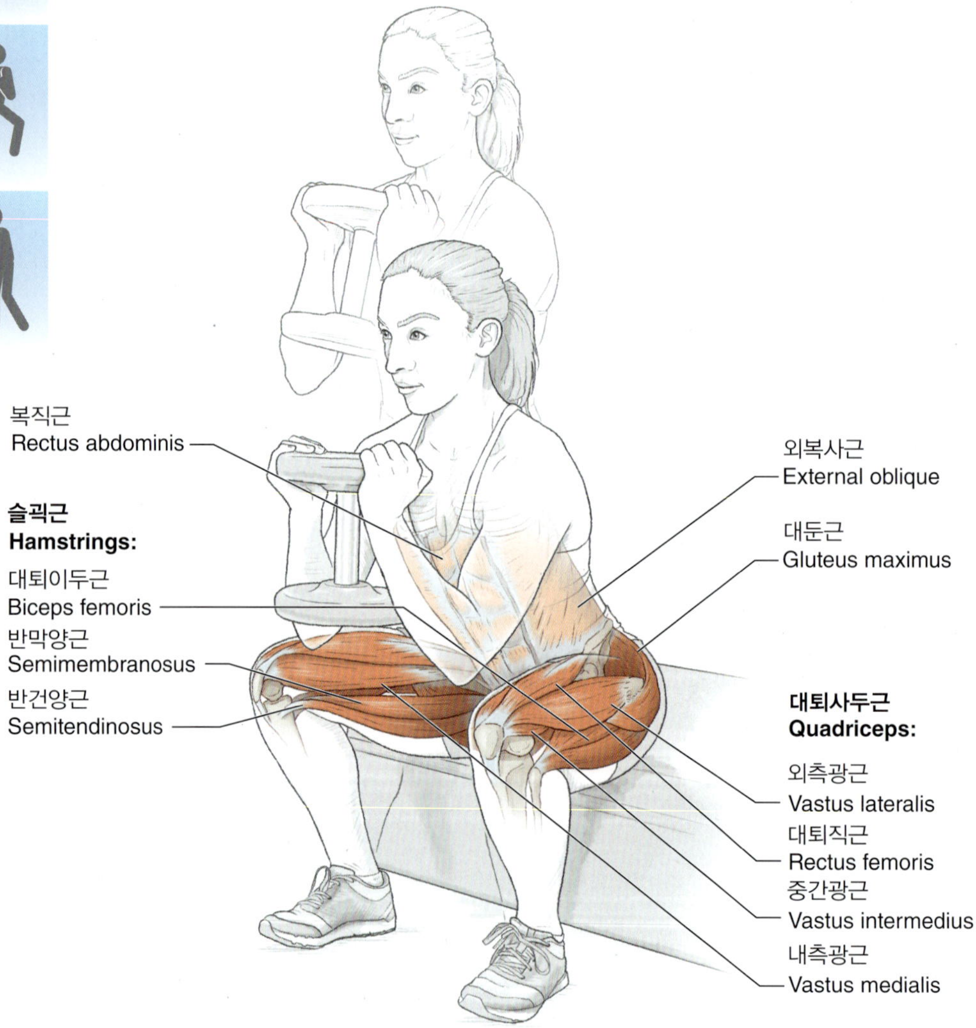

운동 수행

1. 양 발을 어깨 너비에서 약간 넓게 벌리고, 발가락이 정면을 바라보게 선다. 덤벨 또는 케틀벨을 가슴에 대고 양쪽 팔꿈치를 몸에 단단히 고정한다.
2. 늑골을 아래로 당기고 골반을 약간 후방경사한다. 이때 양 발을 외회전하면서 지면에 단단하게 고정하여 둔부에 긴장감을 만들어 스쿼트 시작 자세를 준비한다.
3. 대퇴골이 바닥과 평행할 때까지 양쪽 무릎이 앞으로 움직이는 것을 조절하면서 몸을 낮춘다. 가슴을 들고 등을 편평하게 유지한 채, 몸을 위로 올리면서 동작을 시작 자세로 되돌린다.
4. 계획된 횟수만큼 반복한다.

관련 근육

1차:

- 대퇴사두근(대퇴직근, 외측광근, 내측광근, 중간광근)
- 대둔근
- 슬괵근(반건양근, 반막양근, 대퇴이두근)

2차:

- 복직근
- 외복사근

(계속)

고블렛 스쿼트 *(계속)*

기능적 초점

고블렛 스쿼트는 양측 무릎 우세 근력(bilateral knee-dominant strength)을 키우기 위한 주요한 운동이다. 이러한 스쿼트의 변형은 전통적인 백 스쿼트보다 훨씬 배우기 쉽고 부상 위험이 매우 낮다. 덤벨을 가슴쪽으로 잡는 것은 선수가 몸통을 수직으로 유지할 수 있게 해주고 대퇴사두근 및 둔근, 슬괵근을 강화할 뿐만 아니라, 복직근과 외복사근을 포함한 코어 근력을 발달시키는데 도움을 준다. 양측 무릎 우세 근력을 기르는 훈련은 점프와 같은 양측 운동으로 잘 변환되며, 초보자나 부상으로부터 복귀하는 운동선수들을 위한 편측 근력의 발달시키기를 시작하는 기초가 된다.

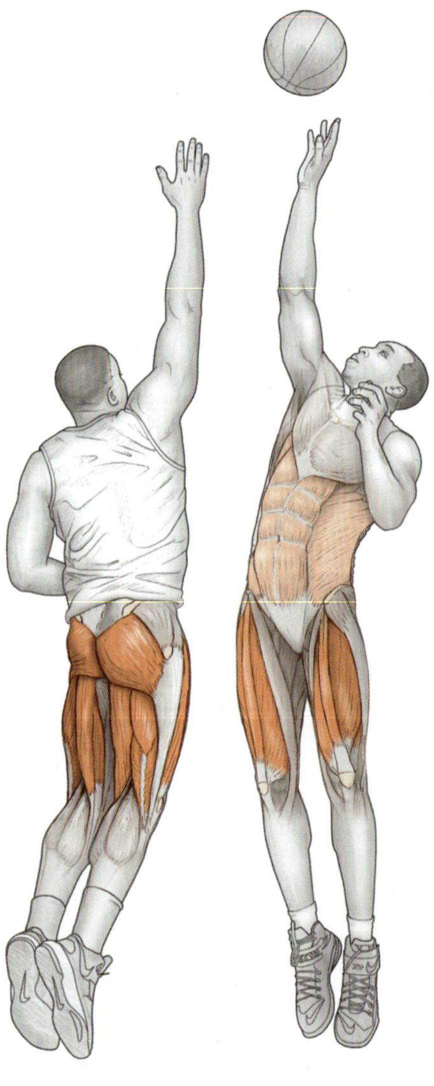

리어 풋 엘러베이티드 스플릿 스쿼트
REAR FOOT ELEVATED SPLIT SQUAT

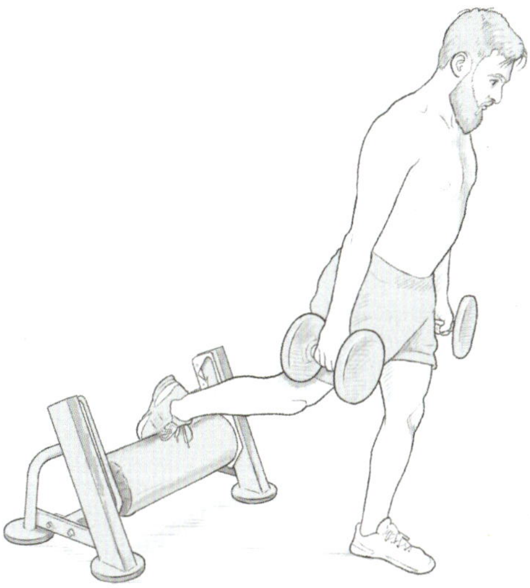

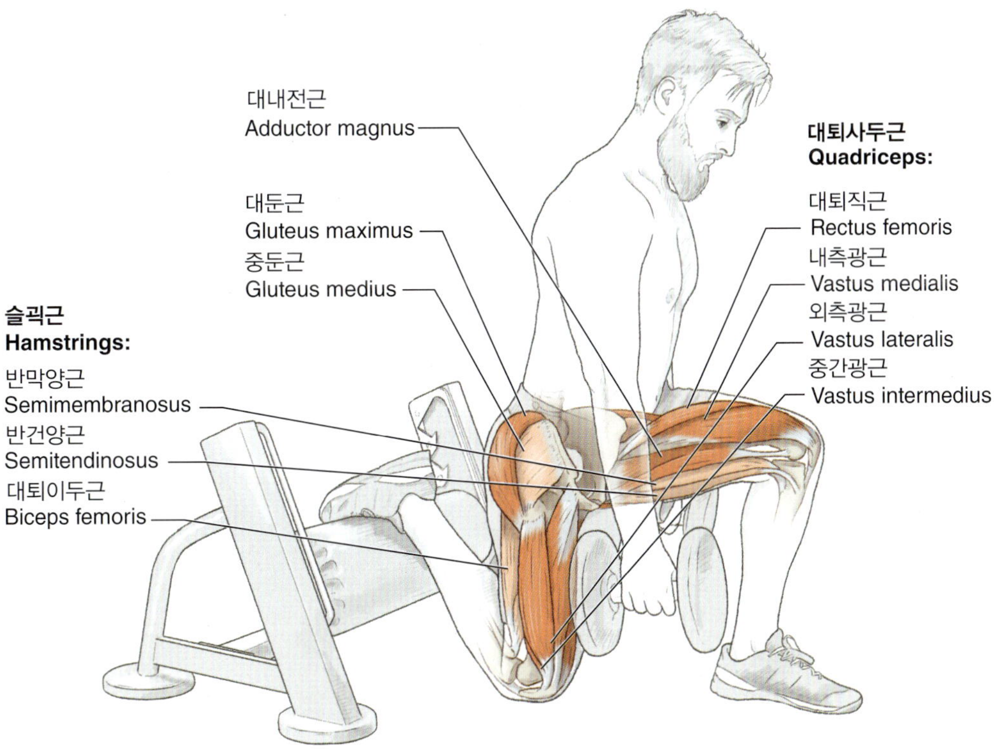

(계속)

리어 풋 엘러베이티드 스플릿 스쿼트 *(계속)*

운동 수행

1. 양손에 덤벨을 각각 들고, 벤치 또는 스플릿 스쿼트 스탠드를 뒤쪽에 둔채 약 2피트(0.6m) 정도 떨어져 양 발을 붙여 선다. 오른쪽 다리를 뒤로 뻗어 발등을 벤치나 스탠드에 위치시킨다.
2. 가슴을 높게 하고, 왼쪽 다리로 통제하면서 지면으로 몸을 낮춘다. 왼쪽 다리의 무릎이 왼쪽 고관절과 수평을 이루고, 왼쪽 발 위에 위치하도록 정렬을 유지한다.
3. 움직임 하단에서 오른쪽 무릎으로 바닥을 가볍고 친 후, 힘껏 몸을 시작 위치로 밀어 올린다. 계획된 횟수만큼 반복한다.

관련 근육

1차:

- 대퇴사두근(대퇴직근, 외측광근, 내측광근, 중간광근)
- 대둔근
- 대내전근

2차:

- 슬괵근(반건양근, 반막양근, 대퇴이두근)
- 중둔근

기능적 초점

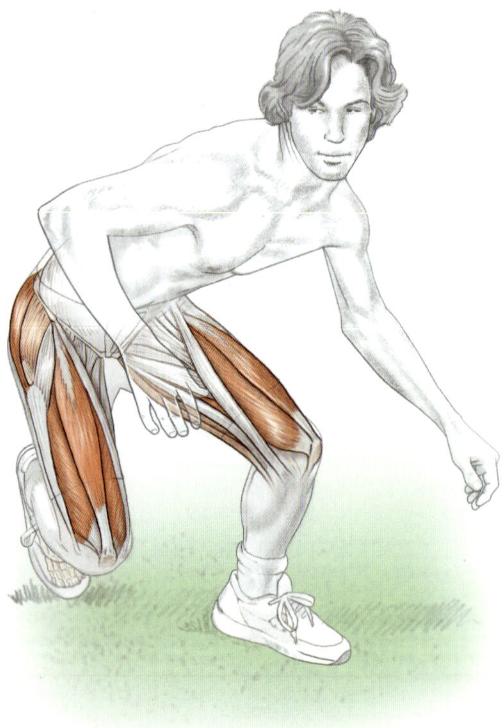

리어 풋 엘러베이티드 스플릿 스쿼트와 같이 부하가 높은 편측 무릎 우세 운동을 사용하는 것은 운동 능력을 위한 기능적인 하반신 근력을 발달시키는 주요 접근법이 되어야 한다. 전력 질주 및 한발 뛰기, 감속, 방향 전환은 모두 전통적인 양측 운동으로는 개발할 수 없는 기능적인 편측 근력에 크게 의존한다. 추가적으로, 바벨로 척추에 부하를 주는 양측 운동보다 덤벨로 중량을 다루는 편측 운동은 선수의 척추에 부담을 줄여 척추 부상 가능성을 줄일 수 있다.

변형 동작

투 덤벨 로우디드 스플릿 스쿼트
Two-Dumbbell Loaded Split Squat

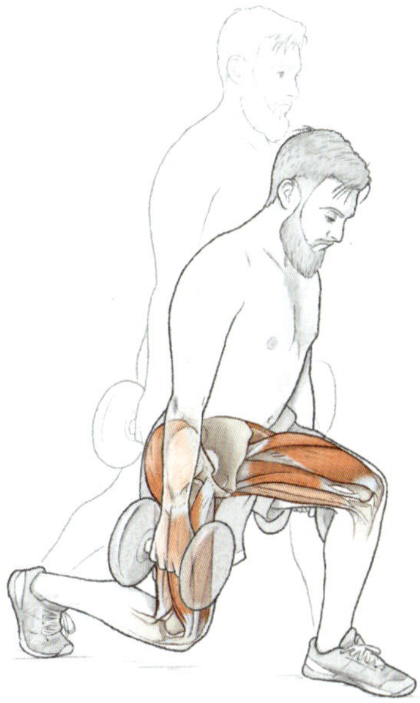

오른쪽 무릎을 아래로 굽히고 왼발을 앞에 두는 반 무릎 서기 자세로 시작한다. 오른쪽 무릎은 오른쪽 엉덩이 바로 아래에 있어야 하고, 왼쪽 무릎은 왼쪽 중족부 바로 위에 있어야 한다. 양손에 각각 덤벨을 쥐고 몸통의 옆에 둔다. 왼쪽 발뒤꿈치로 지면을 밀면서 왼쪽 다리가 거의 신전될 때까지 몸통을 위로 올린다. 운동을 반복하기 전에 한쪽 무릎으로 바닥을 가볍게 친 후 시작 자세로 돌아간다. 계획된 횟수만큼 반복한다. 반대쪽도 시행한다.

스플릿 스쿼트는 리어 풋 엘러베이티드 스플릿 스쿼트에서 강도를 낮춘 훈련으로, 선수의 체중을 두 다리 사이에 더 고르게 분배한다. 스플릿 스쿼트는 앞다리의 하중을 줄였기 때문에 충분한 근력이 발달 되지 않았거나 리어 풋 엘러베이티드 스플릿 스쿼트를 실행할 때 균형을 잡는 것에 어려움을 겪는 초보 교육생들이 이 훈련을 쉽게 할 수 있다.

싱글 레그 스쿼트
SINGLE-LEG SQUAT

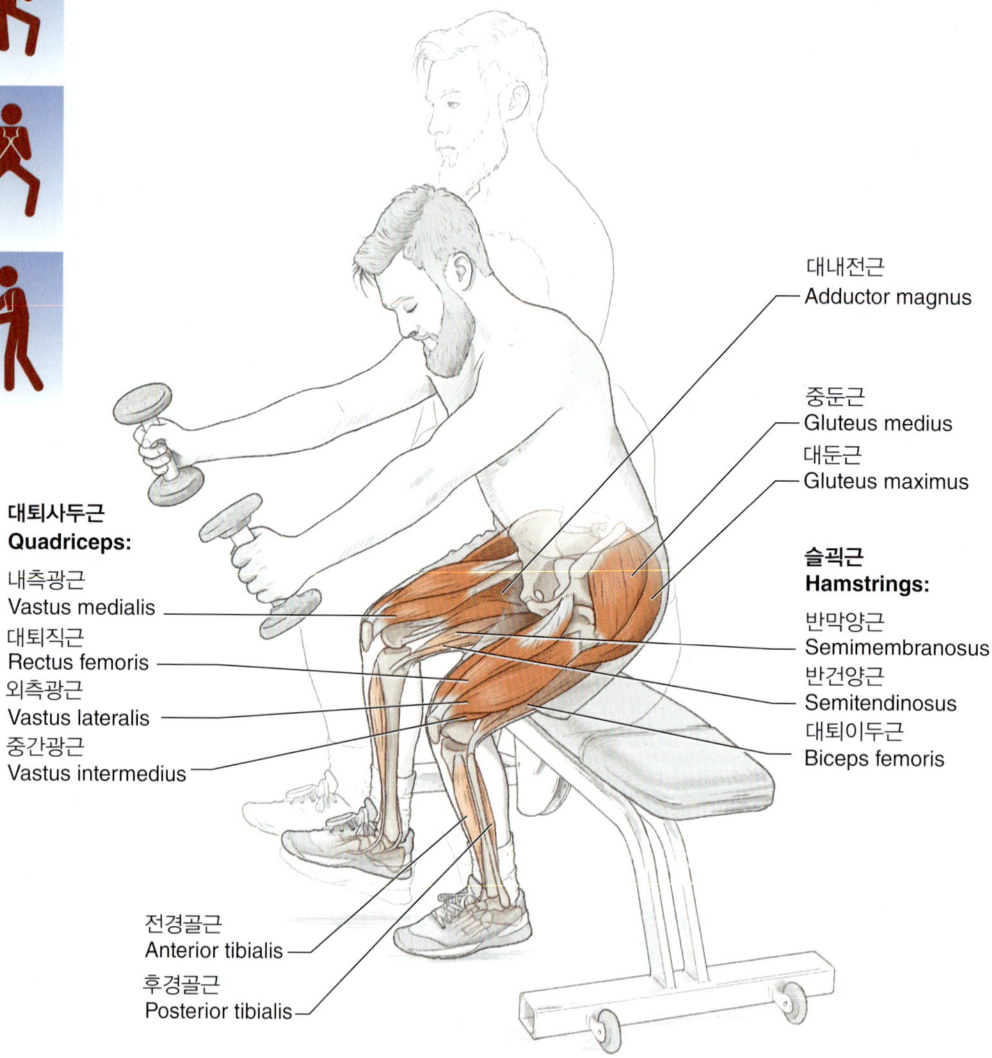

운동 수행

1. 양 손에 각각 5파운드(7.3kg) 덤벨을 들고 웨이트 벤치 또는 18인치(46cm) 박스 앞에 선다.
2. 오른쪽 발을 바닥에서 들어 올린 후 체중을 앞쪽과 위쪽으로 두면서, 천천히 벤치 쪽으로 쭈그리고 앉는다.
3. 움직임 하단에서 엉덩이로 벤치를 가볍게 치지만, 반동은 피하면서 시작 위치로 돌아온다. 전체 움직임 동안 고관절, 무릎 및 발 사이의 정렬을 유지하는 데 초점을 맞춘다.
4. 계획된 횟수만큼 반복한다. 반대쪽도 시행한다.

관련 근육

1차:

- 대퇴사두근(대퇴직근, 외측광근, 내측광근, 중간광근)
- 대둔근
- 중둔근
- 대내전근

2차:

- 슬괵근(반건양근, 반막양근, 대퇴이두근)
- 전경골근
- 후경골근

(계속)

싱글 레그 스쿼트 *(계속)*

기능적 초점

다면적 한 다리의 근력과 안정성은 스포츠 경기력과 부상 감소를 위한 기본 요소이다. 경기에서 운동선수는 모든 방향의 가변적인 힘에 맞서 발, 발목, 경골, 대퇴골, 골반을 끊임없이 안정시키고 있다. 싱글 레그 스쿼트는 경기에서 하체가 당면하는 스트레스 요인을 모방하여 웨이트룸에서 가능한 가장 가까운 경험을 제공한다. 한 다리 자세로 발을 지면에 고정하면 싱글 레그 스쿼트 운동을 할 때와 마찬가지로 외측 둔근, 슬괵근, 내전근, 대퇴사두근이 모두 함께 수축하여 대퇴골의 안정성을 만들어낸다. 싱글 레그 스쿼트를 통한 근력과 제어의 발전은 전방 십자인대 파열과 같은 하반신 손상의 감소와 직접적으로 관련이 있을 것이다.

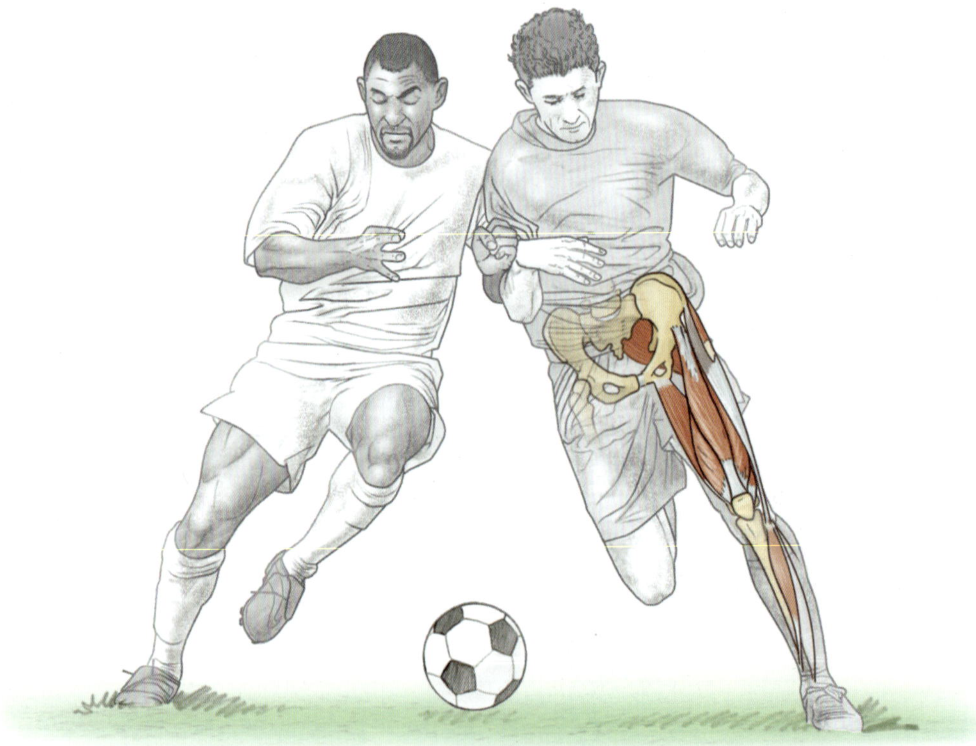

고블렛 로우디드 래터럴 스쿼트
GOBLET LOADED LATERAL SQUAT

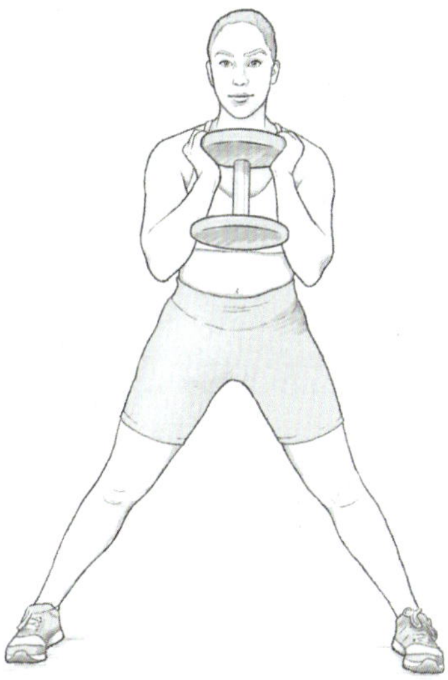

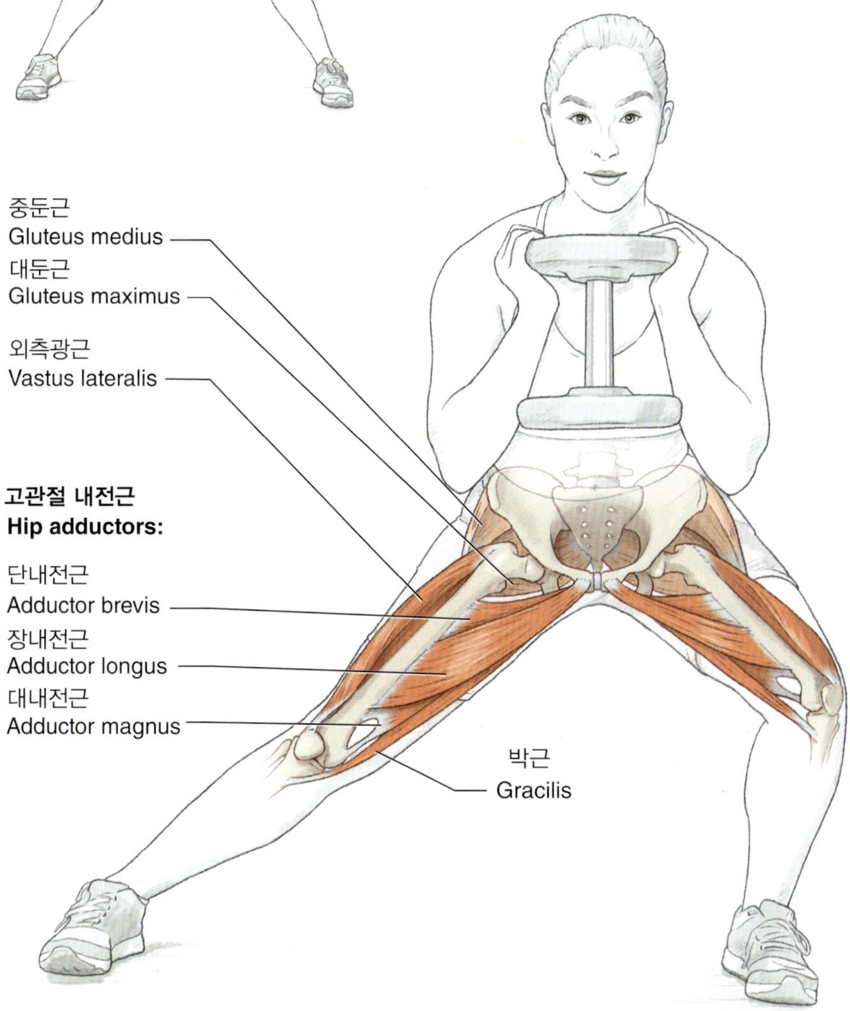

(계속)

고블렛 로우디드 래터럴 스쿼트(계속)

운동 수행

1. 양 다리를 최대한 벌리고, 무릎을 곧게 편다.
   이 때 양 발을 지면에 붙이고, 발가락이 정면을 향하게 한다.
   가슴 높이에서 두 손으로 덤벨을 수직으로 잡으면서 시작한다.
2. 오른쪽 무릎을 신전된 상태로 잠근 채, 왼쪽 무릎을 굴곡하면서 아래쪽 측면으로 스쿼트 자세로 앉는다. 편평한 등을 유지하고 오른쪽 다리를 신전한 채 몸을 가능한 한 아래로 내린다.
3. 둔근과 슬괵근을 작용시켜 몸을 다시 위로 올린다.
   반대쪽 시행 전 시작 위치로 돌아 간다.
   계획된 횟수만큼 동작을 양측 교대로 시행한다.

관련 근육

1차:

- 고관절 내전근(장내전근, 대내전근, 단내전근)
- 박근
- 외측광근
- 내측광근
- 대퇴직근

2차:

- 대둔근
- 중둔근

기능적 초점

고블렛 로우디드 래터럴 스쿼트는 하체의 관상면 근육, 특히 내전근 그룹의 발달에 매우 중요하다. 내전근은 축구 및 농구, 하키와 같이 커팅 동작과 방향 전환을 많이 시행하는 스포츠에서 빈번하게 사용된다. 내전근 그룹이 약화되거나 발달되지 않았다면 이러한 근육들이 부상의 위험에 노출될 수 있다. 래터럴 스쿼트를 훈련하면 단축 및 연장 위치에서 내전근에 원심성 부하 스트레스를 가할 수 있을 뿐만 아니라, 관상면에서 힘을 만들고 안정성을 높이는 중둔근 및 측면 고관절 안정화 근육 조직을 훈련할 수 있다.

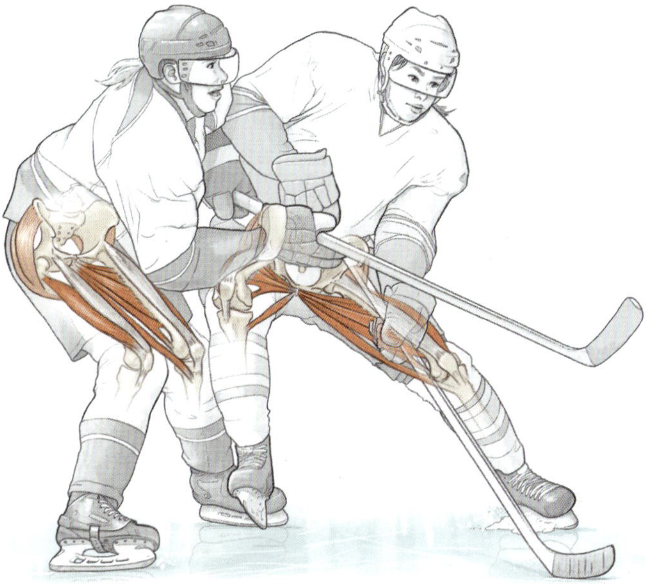

싱글 레그 데드리프트
SINGLE-LEG DEADLIFT

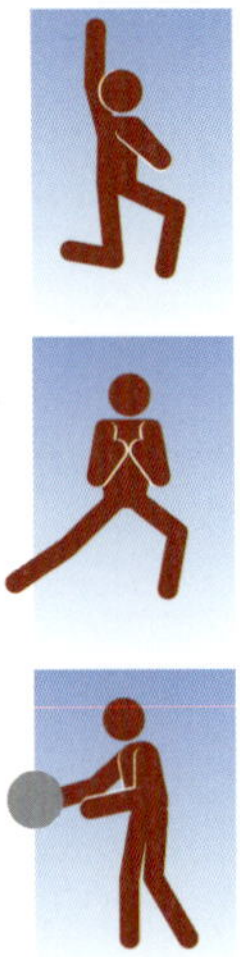

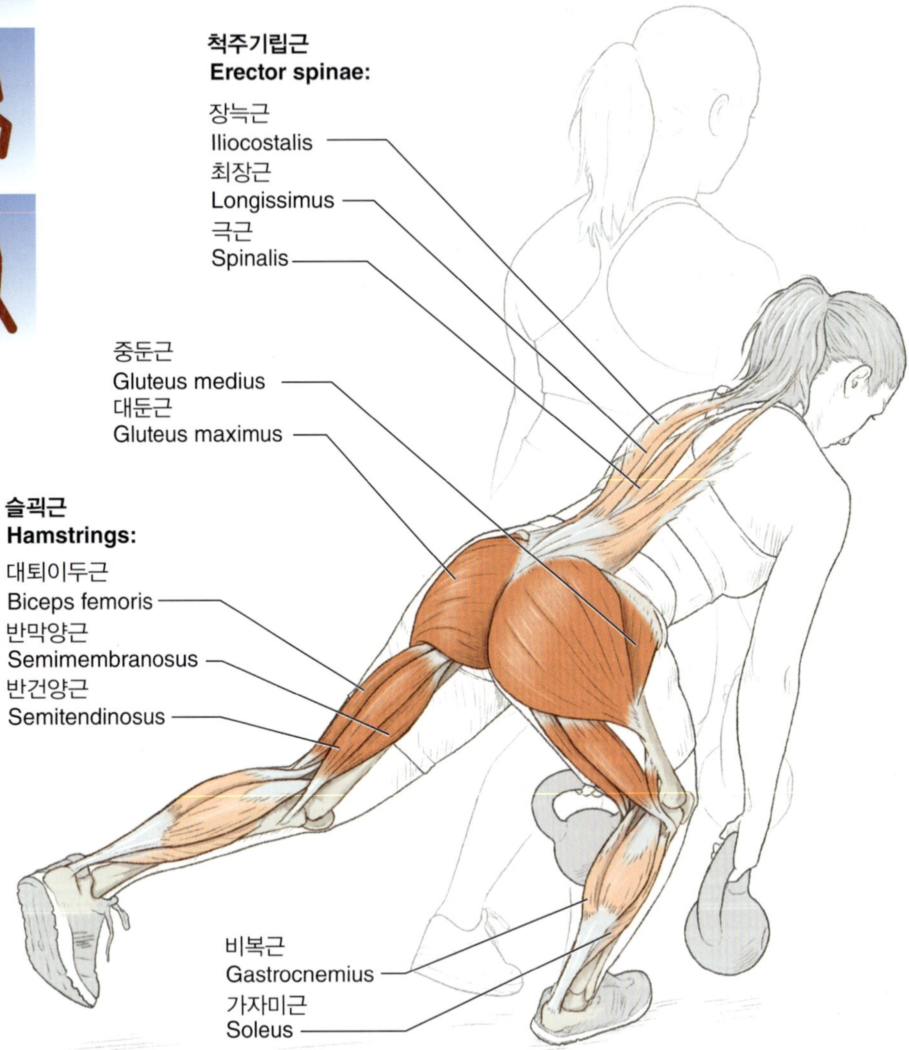

운동 수행

1. 두 발을 모으고 양 손에 각각 케틀벨이나 덤벨을 들고 선다.
   왼쪽 발을 지면에서 들어올리면서 오른쪽 고관절을 굴곡하여 몸통을 바닥으로 내린다. 오른쪽 고관절 굴곡 시 오른쪽 무릎이 편 채로 잠기지 않도록 부드럽게 구부린다. 이 때 왼쪽 다리를 최대한 뒤로 뻗는다.

2. 몸통이 바닥과 평행하게 되면, 둔근과 슬괵근을 강하게 수축시켜 선 자세로 돌아온다.

3. 계획된 횟수만큼 반복하고 반대쪽도 시행한다.

관련 근육

1차:

- 슬괵근(반건양근, 반막양근, 대퇴이두근)
- 중둔근
- 대둔근

2차:

- 비복근
- 가자미근
- 척주기립근(장늑근, 최장근, 극근)

(계속)

싱글 레그 데드리프트 *(계속)*

기능적 초점

싱글 레그 데드리프트는 전력 질주에 필요한 자질을 개발하고 슬괵근 염좌를 예방하는 데 있어 적용가능한 기능적 후방 사슬 근력강화 운동이다. 편측 고관절 굴곡(hinge)은 슬괵근 근육 그룹에 원심성 부하를 가할 수 있으며, 부상으로부터 보호하는 데 도움을 줄 뿐만 아니라, 슬괵근과 둔근이 전력 질주 동안 행하는 것처럼 고관절 신전근으로 함께 작용하도록 훈련시킨다.

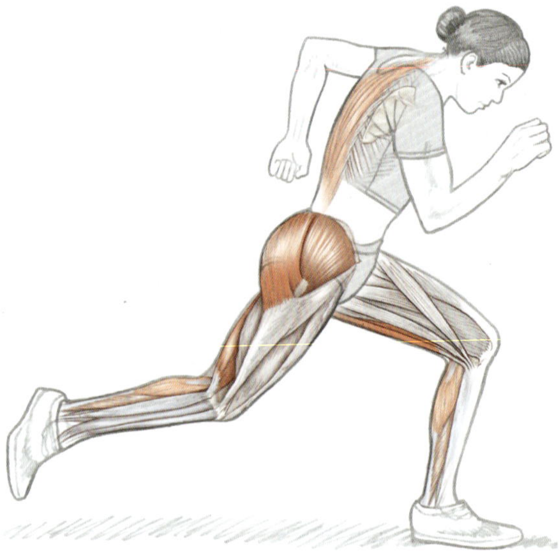

트랩 바 데드리프트

TRAP BAR DEADLIFT

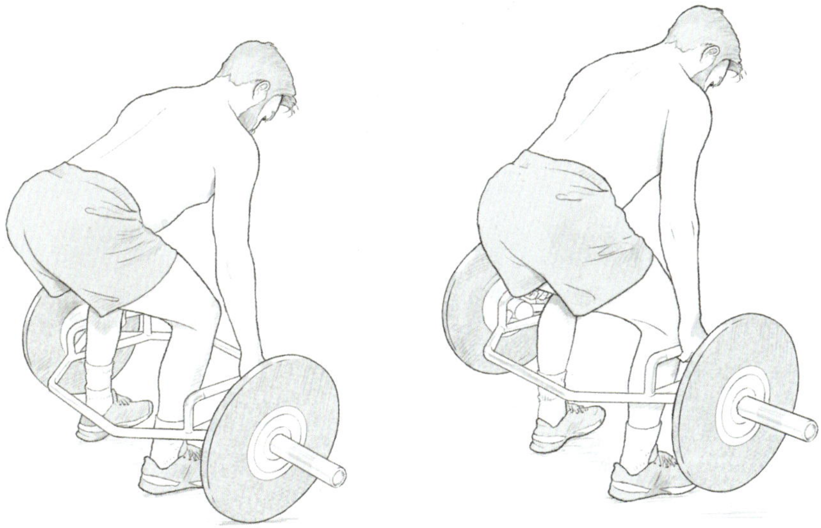

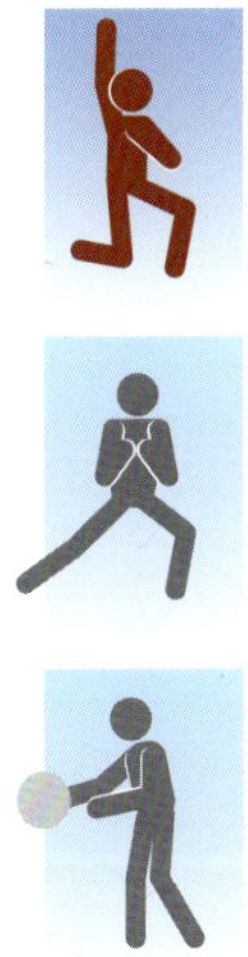

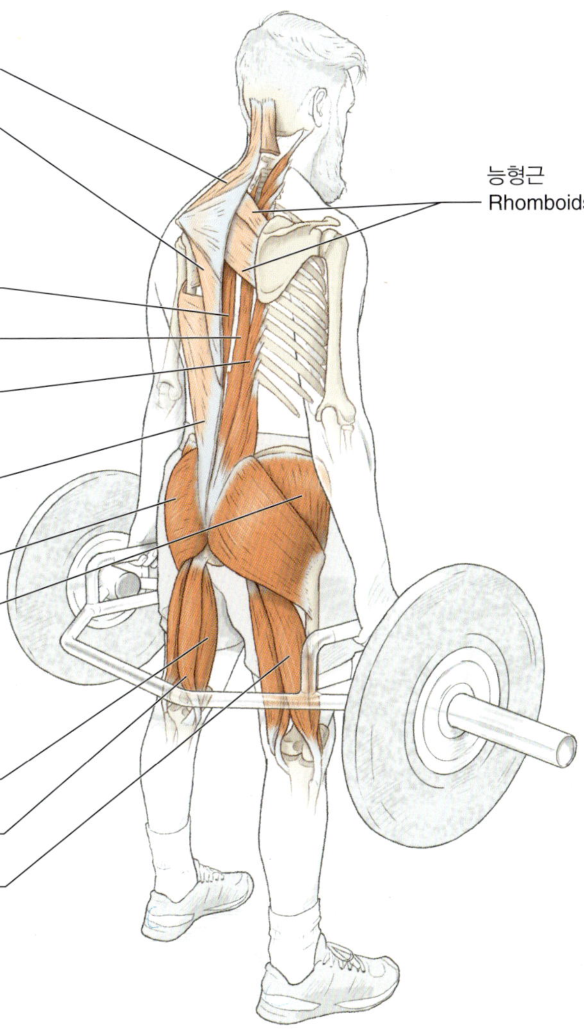

(계속)

트랩 바 데드리프트 *(계속)*

운동 수행

1. 양 발을 어깨너비만큼 벌리고 트랩 바 안에 선다.
   척추를 편평하게 한 채, 양쪽 고관절을 아래쪽 바까지 굴곡하여
   양쪽의 손잡이를 단단히 잡는다.
   운동을 시작하기 전에 크게 호흡을 들이마시고 코어를 단단히 고정한다.
2. 둔근과 슬괵근을 사용하여 양쪽 고관절을 강하게 신전한다.
   이 때 움직임 상단까지 척추 중립을 유지한다.
3. 아래로 내려가면서, 반복 사이에 트랩 바로 지면을 친다.
   계획된 횟수만큼 반복한다.

관련 근육

1차:

- 슬괵근(반건양근, 반막양근, 대퇴이두근)
- 대둔근
- 중둔근
- 척주기립근(장늑근, 최장근, 극근)

2차:

- 외측광근
- 내측광근
- 대퇴직근
- 광배근
- 능형근
- 상부 및 하부 승모근

기능적 초점

트랩 바 데드리프트는 기능적 스포츠 훈련 프로그램에 포함된 양측 고관절-우세 리프트이다. 데드리프트는 높은 하중을 사용함으로써 후방 사슬 근육의 전신 근력과 근비대를 발달시킬 수 있다. 트랩 바 데드리프트에서 훈련되는 패턴은 스포츠에서 양측 점프로 잘 전위될 수 있다. 기존의 스트레이트 바와는 반대로 트랩 바를 사용하면 이 운동을 더 쉽게 가르칠 수 있고 바벨 사용 시 발생할 수 있는 오류 및 부상의 위험을 줄일 수 있다.

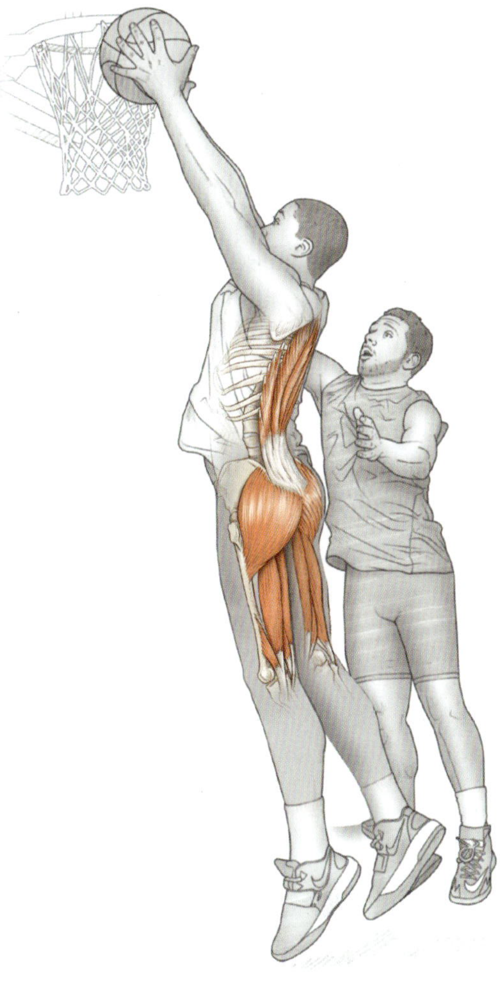

슬라이딩 레그 컬
SLIDING LEG CURL

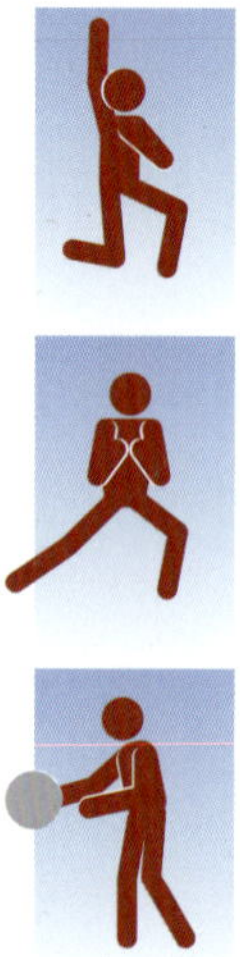

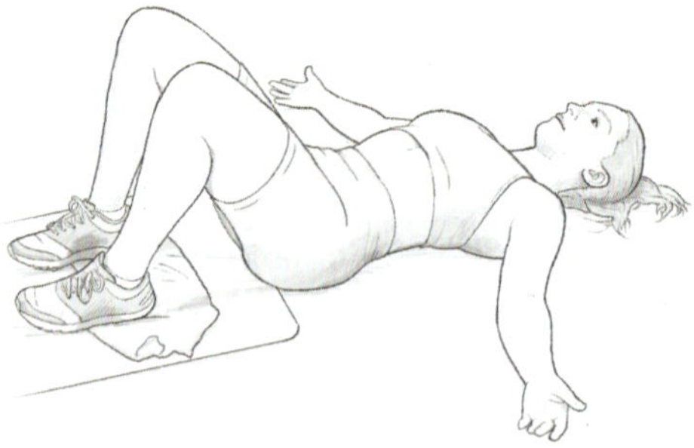

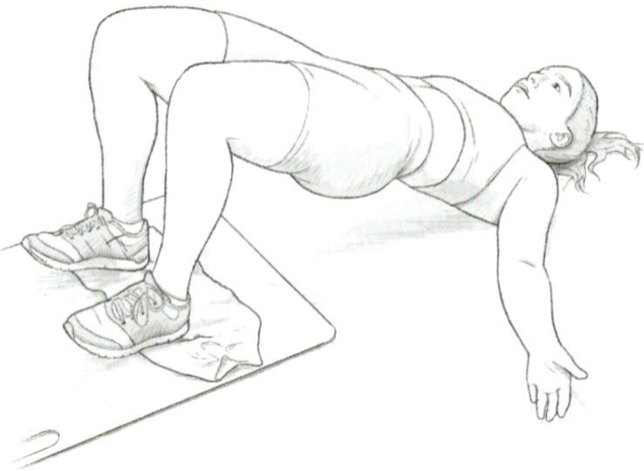

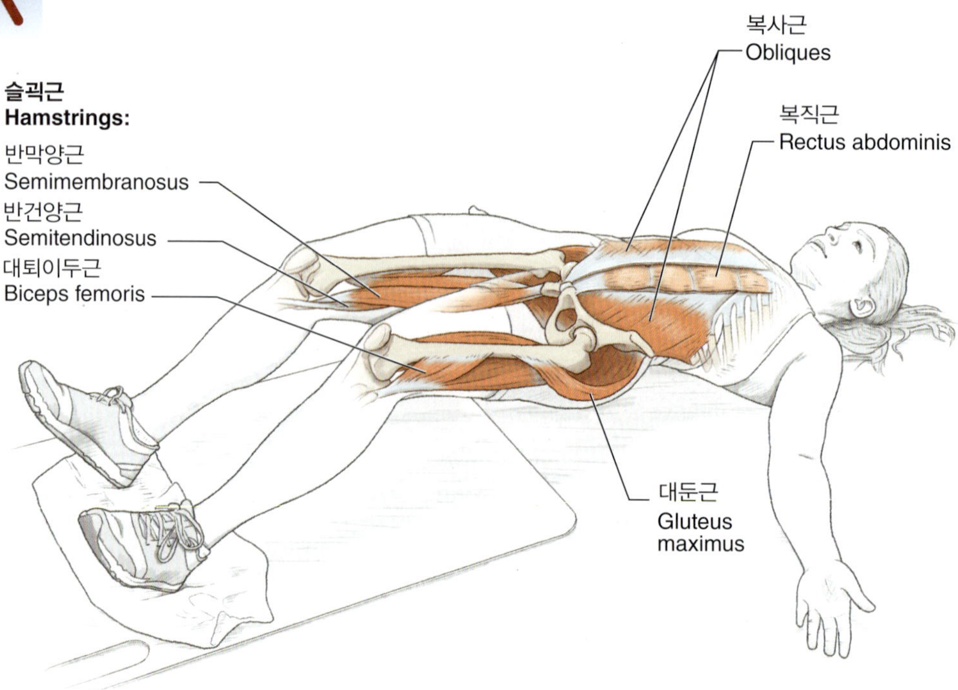

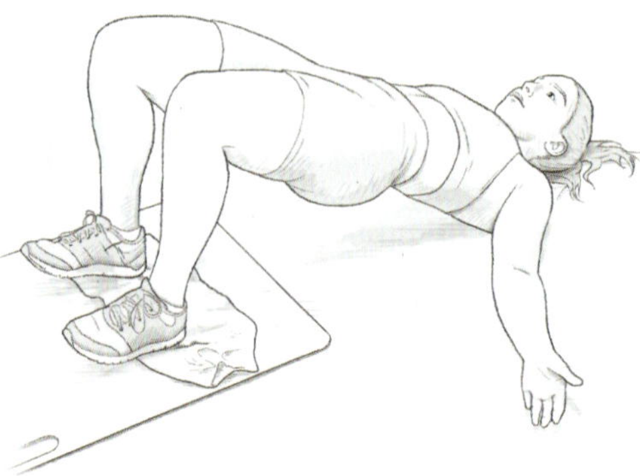

운동 수행

1. 양쪽 무릎을 구부리고 고관절을 굴곡한 채 앙와위 자세로 누워서 시작한다. 이 때 발 뒤꿈치는 지면에 대고 발목과 발가락은 위를 향하도록 배굴한다. 발이 부드럽게 미끄러질 수 있도록 잔디 표면에 플라스틱 슬라이더를 깔거나 슬라이드 보드나 딱딱한 나무 바닥에 수건을 깔고 운동을 해야 한다.
2. 엉덩이를 위쪽 방향으로 들어서 양측 고관절이 완전히 신전되도록 하여 무릎에서 어깨까지 일직선을 만든다. 고관절이 완전히 신전을 유지한 채 양 발을 미끄러뜨리면서 천천히 무릎을 펴기 시작한다.
3. 무릎이 완전히 펴지면, 시작 위치에 도달할 때까지 엉덩이를 수직으로 들면서 무릎을 자신 쪽으로 능동적으로 굴곡하면서 수행되었던 운동의 반대로 움직인다.
4. 전체 운동을 시행하는 동안 복근을 단단히 하고, 완전한 고관절 신전을 유지한다. 계획된 횟수만큼 반복한다.

관련 근육

1차:

- 대둔근
- 슬괵근(반건양근, 반막양근, 대퇴이두근)
- 복사근

2차:

- 척주기립근(장늑근, 최장근, 극근)
- 복직근

(계속)

슬라이딩 레그 컬 *(계속)*

기능적 초점

슬라이딩 레그 컬은 전력 질주동안 작용하는 둔근과 사근과 함께 슬괵근을 훈련한다. 최적의 전력 질주시, 슬괵근과 둔근, 사근의 기능 사이에 섬세한 균형이 있다. 골반의 위치를 조정하기 위해 슬괵근과 사근 사이에 공동 활성화가 있어야 하며, 고관절 신전을 만들기 위해 둔근과 슬괵근의 공동 활성화가 있어야 한다. 기능이 최적으로 작용할 때, 근육 그룹은 이러한 움직임을 공유하여 보행 주기를 완료한다. 하지만, 둔근과 사근이 정확히 작용하지 않을 때, 슬괵근의 과부하가 걸리게 되어 흔히 슬괵근 염좌를 초래할 수 있다.

이 운동은 사근과 둔근을 사용하여 고관절을 신전시킨 채 골반 정렬을 유지하면서 동시에 원심성 스트레스로서 슬괵근에 부담을 주도록 훈련한다.

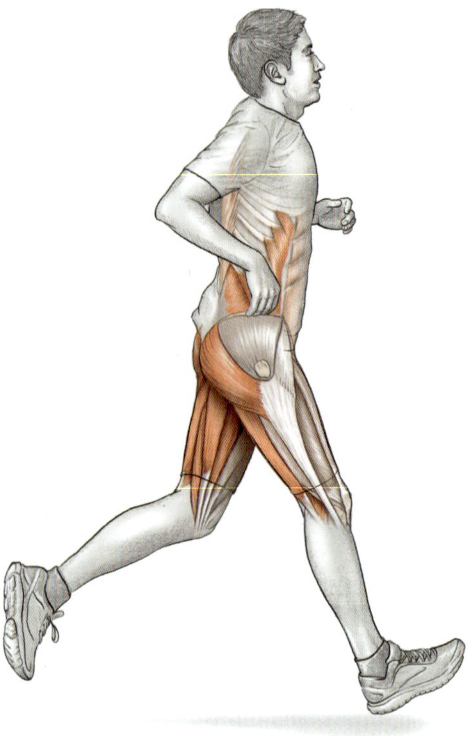

변형 동작

숄더 엘러베이티드 싱글 레그 힙 브리지
Shoulder Elevated Single-Leg Hip Bridge

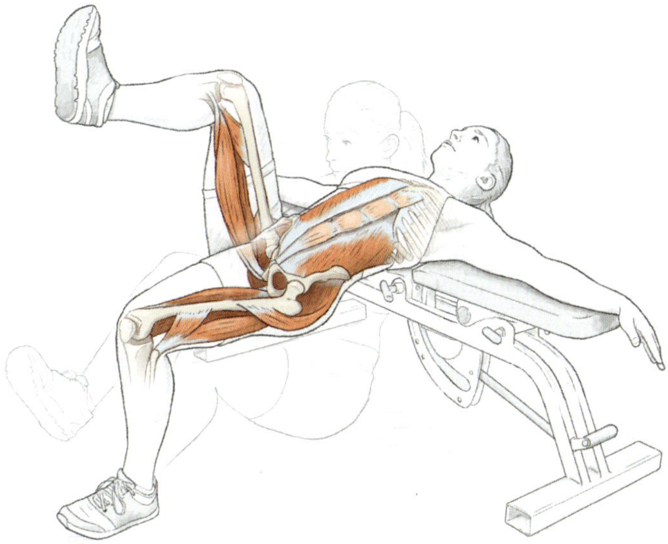

상부 등을 웨이트 벤치에 기대고 바닥에 앉아서 시작한다. 견갑골은 벤치 위쪽에 위치해야 한다. 양쪽 고관절은 굴곡하고 발 뒤꿈치는 지면에 대고 발목은 위를 향하도록 배굴한다. 오른쪽 무릎을 가능한 한 가슴 가까이로 구부려 발을 바닥에서 들어올린다. 왼쪽 발 뒤꿈치를 지면에 대고 몸통이 바닥과 평행할 때까지 왼쪽 고관절을 능동적으로 신전하여 무릎에서 어깨까지 일직선을 만든다. 척추가 과도하게 신전되지 않도록 전방 코어근육을 통해 긴장을 유지한다. 지면에 닿을 때까지 천천히 바닥을 향해 몸을 낮춘다. 계획된 횟수만큼 반복 후 반대쪽을 시행한다.

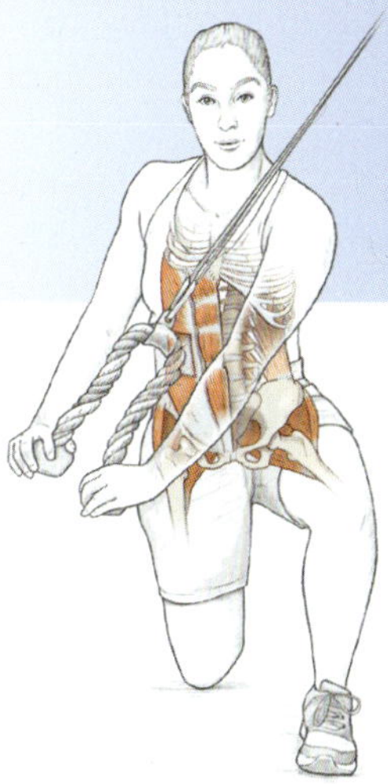

8

코어 및 회전 근력 운동

CORE AND ROTATIONAL STRENGTH MOVEMENTS

체력과 근력 훈련의 주류 세계(mainstream world)에서는 "코어 근력(core strength)"은 흔히 시각적으로 보여지는 식스팩 복근과 관련이 있다. 시각적인 복근을 갖는 것은 훌륭한 미학적 특성이지만, 이것은 코어 근육이 뛰어난 기능을 갖고 있는다는 의미보다는, 평소 영양적으로 어떻게 섭취 했는지와 훨씬 더 관련이 있다. 보디빌딩에서 보듯이, 한 사람의 근육의 시각적 외관은 운동 경기시 의도적인 기능으로 변환하는 능력과 거의 관련이 없다. 기능적 코어 근력은 외력에 대항하여 버티고 지지하고, 상지와 하지 사이의 힘을 전달하며, 척주의 움직임을 제어하는 능력으로 정의된다.

코어의 정의
DEFINING THE CORE

복부 훈련을 논할 때 "코어"라는 단어를 자주 듣지만, 코어의 정의와 개별적인 부분으로 나뉘어 설명되는 경우는 그리 많지 않다. 코어 근육을 효과적으로 단련하려면 훈련 과정에서 공략해야 할 근육을 정확히 정의하는 시간을 가질 필요가 있다.

코어 근육 조직은 다음과 같은 근육으로 나눌 수 있다:

- 복직근(Rectus abdominis)
- 내복사근 및 외복사근(Internal and external obliques)
- 복횡근(Transversus abdominis)
- 다열근(Multifidus)
- 요방형근(Quadratus lumborum)
- 척주 기립근(장늑근 iliocostalis, 최장근 longissimus, 극근 spinalis)
- 횡격막(Diaphragm)

이 모든 근육들은 전반적인 코어 힘과 안정성에 기여하며, 완전한 기능성 훈련 프로그램에 의해서 다루어져야 한다.

"항"코어 훈련
"ANTI" CORE TRAINING

고전적인 코어 훈련 접근법(classic core training approach)은 흔히 크런치나 러시안 트위스트와 같이, 코어 근육을 사용하여 척주 주위의 움직임을 만드는 데 초점을 맞췄다. 이러한 훈련 방법은 널리 적용되고 코어 근육에 피로를 조성하는 데 효과적이지만, 기능성 훈련 프로그램의 맥락에서는 잘못되었다.

기능적으로 말하자면, 코어 근육은 안정화 구조물, 즉 항운동 근육으로 작용한다. 인간의 움직임과 스포츠와 관련된 코어 근육의 목적은 척주를 지탱하고 원치 않는 움직임에 저항하며 상체와 하체 사이의 힘의 전달을 돕는 것이다.

코어 근육은 동적이고 동심성 운동 생성자(concentric creators)보다는,
주로 등척성(isometric)의 원심성 제어자(eccentric controllers)로 작용한다.

이 장에서 효과적인 운동 선택을 보장하기 위해, 근육이 움직임을 만드는 운동보다는 근육이 움직임을 막는 운동을 기준으로 분류하였다. 항*신전과 항굴곡 운동은 척주, 흉곽, 골반의 시상면 움직임을 조절하는 근육을 훈련시킨다. 또한 항회전 운동은 척주, 흉곽, 골반의 횡단면 운동을 조절하는 근육을 훈련시키고, 항외측 굴곡 운동은 척주, 흉곽, 골반의 관상면 운동을 조절하는 근육을 훈련시킨다.

*역자의 설명

'Anti-'는 '항'으로 번역되었고, 의미는 '방지하는'으로 사용되어, 항신전은 신전을 방지하는 뜻으로 사용됨.

프런트 플랭크
FRONT PLANK

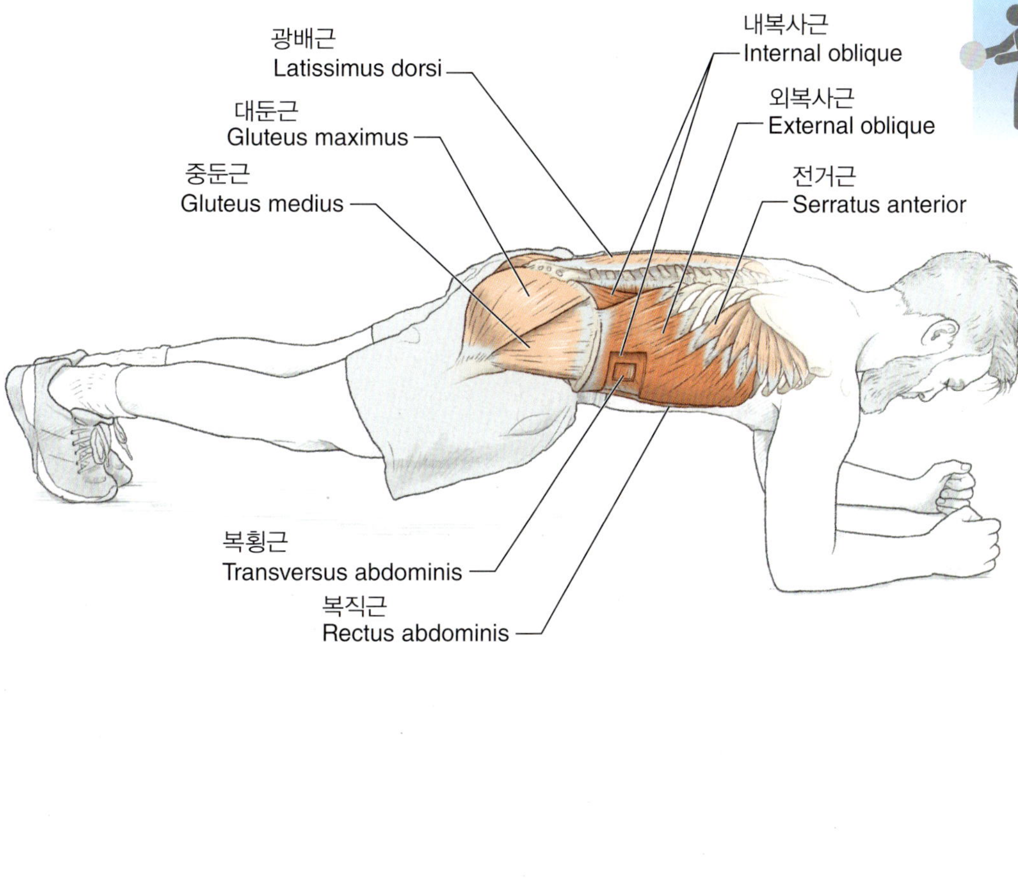

(계속)

프런트 플랭크 *(계속)*

운동 수행

1. 양쪽 팔꿈치를 각각의 어깨 아래에 두고 전완과 주먹을 바닥에 대고 복와위(엎드린 자세)로 지면에 누워서 시작한다. 양 다리를 단단히 조이면서 둔근을 수축시키고, 골반을 후방경사, 흉곽을 아래로 당긴다.

2. 양 다리와 고관절을 지면에서 들어 올려서 전신이 팔과 발로만 지탱되도록 한다. 복부에 긴장을 유지하고 천골, 흉추, 그리고 뒤통수 사이의 일직선을 유지한다.

3. 복부 활성을 촉진시키기 위해 운동을 시행하는 동안 능동적으로 코로 호흡을 들이 마시고 입을 통해 내쉰다. 계획된 횟수만큼 반복한다.

관련 근육

1차:

- 복직근
- 외복사근
- 내복사근
- 복횡근

2차:

- 광배근
- 전거근
- 대둔근
- 중둔근

기능적 초점

시상면에서 척추, 골반 및 흉곽의 제어는 상체와 하체 사이의 힘을 효율적으로 전달시키고 척추 건강을 유지하는데 중요한 역할을 한다. 사근과 복직근은 흉곽을 내리고, 골반을 후방경사하여 복압을 최적의 상태로 유지하게 한다. 이상적인 코어 및 골반 위치를 유지하는 것은 추간판의 전단력을 완화하고 운동 동작 중 상체와 하체 사이의 힘 전달을 위한 안정적인 교차를 제공한다. 프런트 플랭크는 항 신전 근육을 훈련시키고 선수들에게 최적의 시상면 배치를 유지하는 방법을 가르치는 데 사용되는 첫 번째 훈련으로 사용된다.

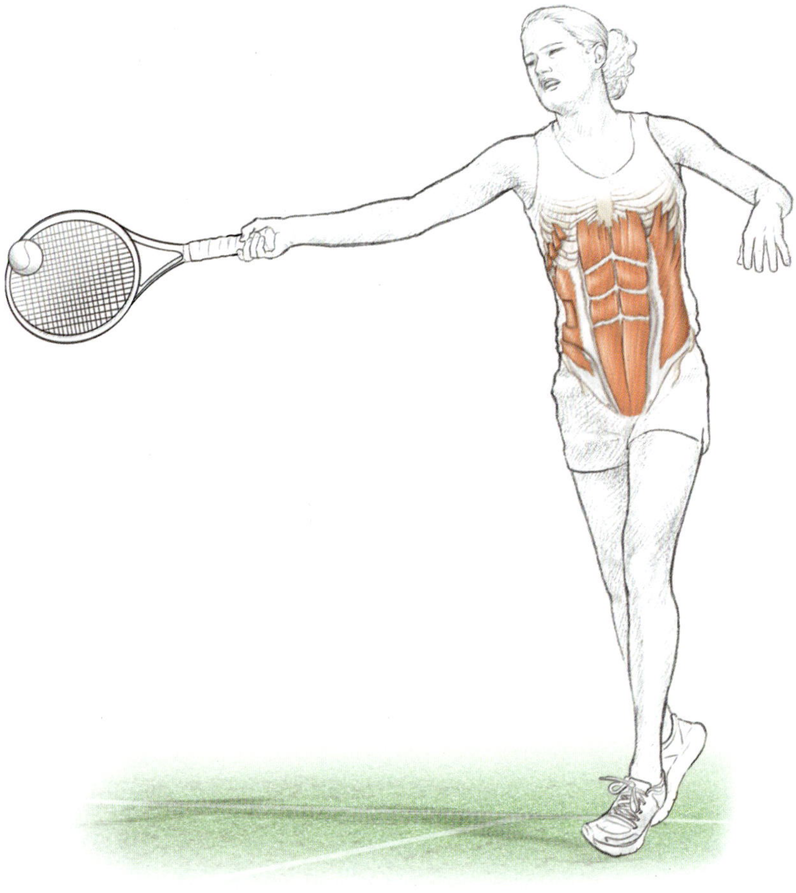

볼 롤아웃

BALL ROLLOUT

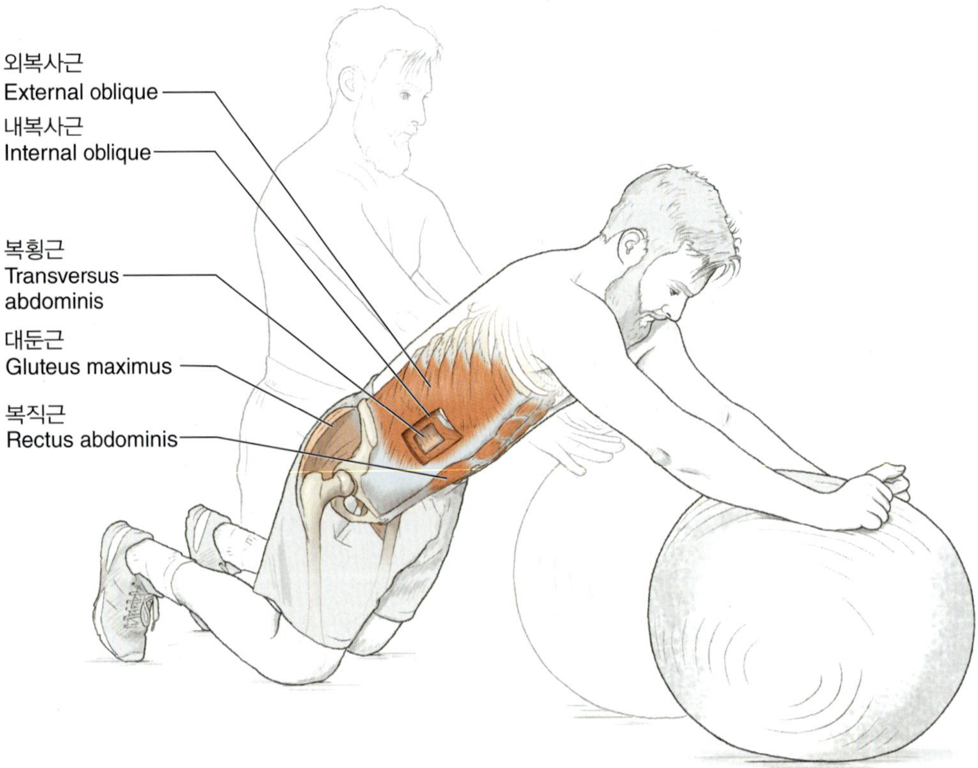

운동 수행

1. 발목을 족배굴곡하고, 발가락으로 지면을 단단히 디디면서
   무릎서기 자세로 시작한다.
   팔꿈치를 곧게 펴고, 팔을 볼 위에 올려 놓는다.
2. 골반을 후방경사하고 늑골을 아래로 당기면서 복부 전벽의 긴장을 유지한다.
3. 공을 앞으로 굴리면서, 체중을 양손 위쪽으로 이동시킨다.
   머리, 흉추, 천골을 일직선으로 유지하면서 복부 전방에 긴장을 유지한다.
4. 팔의 절반 정도 위로 공을 굴린 후 방향을 전환하여 시작 위치로 돌아온다.
   계획된 횟수만큼 반복한다.

관련 근육

1차:

- 외복사근
- 내복사근
- 복직근

2차:

- 광배근
- 전거근
- 복횡근
- 대둔근

(계속)

볼 롤아웃 *(계속)*

기능적 초점

볼 롤아웃은 프런트 플랭크 연습에 숙달된 후에 사용되는 항 신전 훈련이다. 볼 롤아웃은 운동의 역동적인 특성과 척추, 골반, 흉곽에 부하되는 늘어난 신장력 때문에 프런트 플랭크보다 좀 더 도전적인 항 신전 운동의 변형이다. 롤아웃의 역동적인 특성은 경기 중에서처럼 높은 신장력이 부가되었을 때 몸통의 정적 위치를 제어하고 신장에 저항하게 한다.

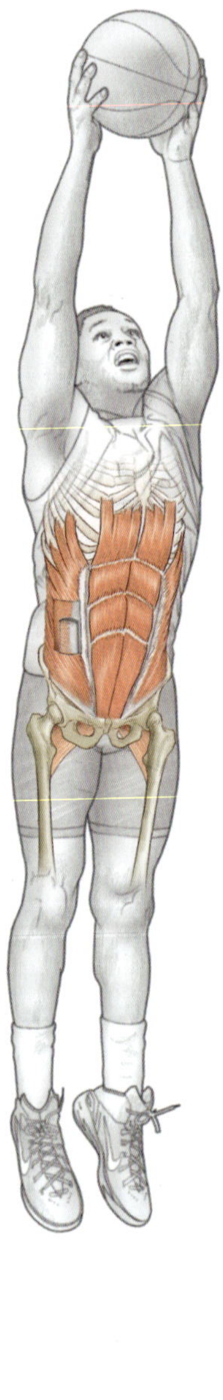

스틱 데드 버그

STICK DEAD BUG

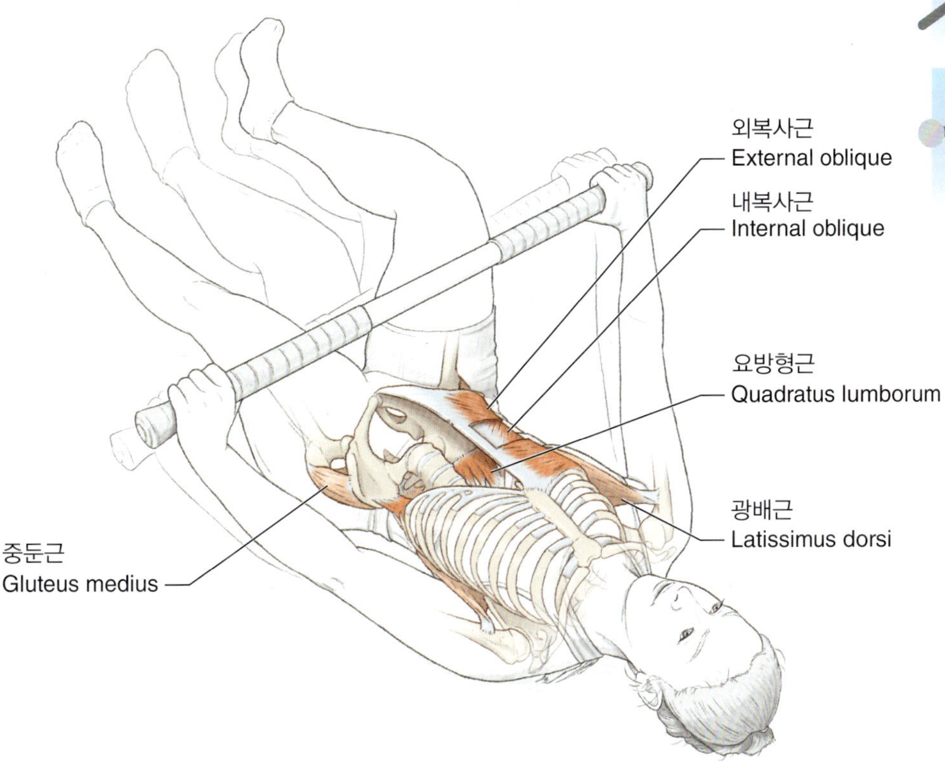

(계속)

스틱 데드 버그 *(계속)*

운동 수행

1. 양쪽 고관절을 최대한 굴곡하고 무릎을 구부린 채 등을 대고 눕는다. 양 손으로 잡은 바를 이용하여 양쪽 허벅지를 누르고, 동시에 반대방향에서 능동적으로 양 다리로 바를 누른다. 운동하는 동안 허리를 바닥에 눌러서 유지한다.
2. 왼쪽 다리를 바깥쪽으로 곧게 뻗을 때 늑골을 아래로 당기면서 강하게 호흡을 내쉰다. 바닥으로부터 1인치(2.5cm) 위에 정지한 후 호흡을 들이마시면서 다리를 시작 위치로 되돌린다.
3. 교차로 반대쪽에서도 시행하고, 계획된 횟수만큼 반복한다.

관련 근육

1차:

- 복직근
- 내복사근
- 외복사근
- 요방형근

2차:

- 복횡근
- 중둔근
- 광배근

기능적 초점

스틱 데드 버그는 흉곽과 골반의 시상면 제어를 발달시키는 데 사용되는 기본적인 항 신전 코어 운동이다. 훈련 중 다리를 뻗으면 척추와 골반에 대한 신전력이 증가되고, 이때 전방 코어 근육이 장력을 만들어 신전을 방지한다. 이것은 선수들이 적절한 달리기 자세를 유지하기 위해 전력 질주 동안 관리할 수 있어야 하는 힘과 같다.

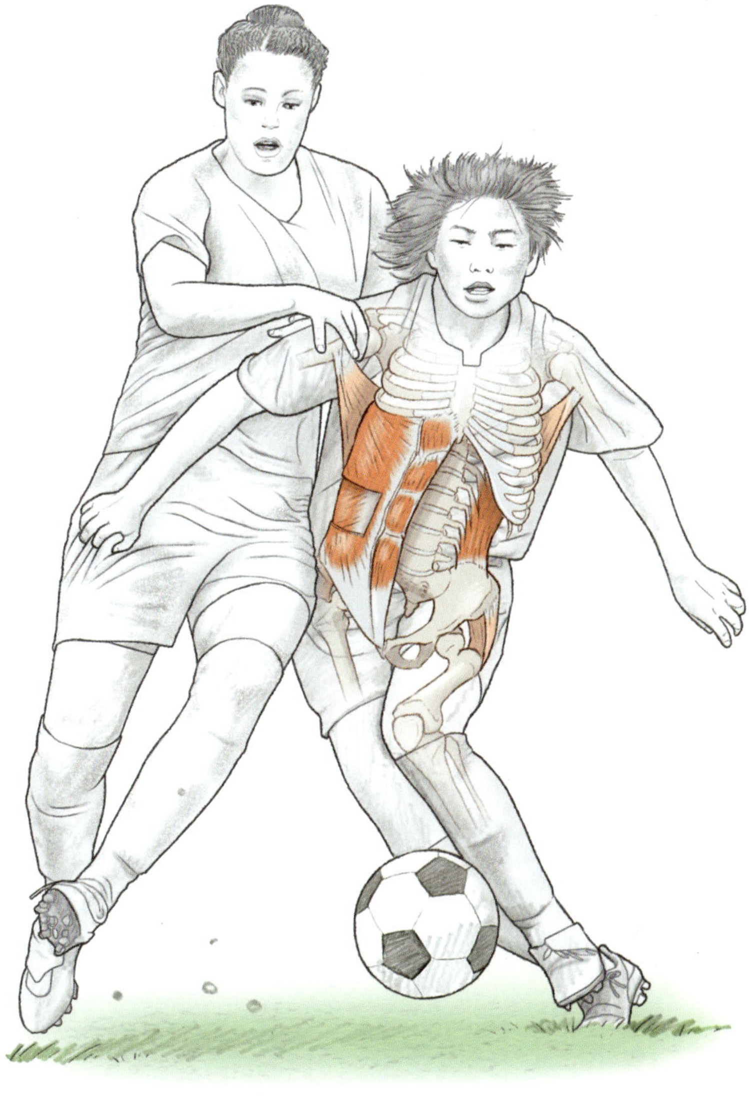

안티 로테이션 프레스 아웃
ANTI-ROTATION PRESS-OUT

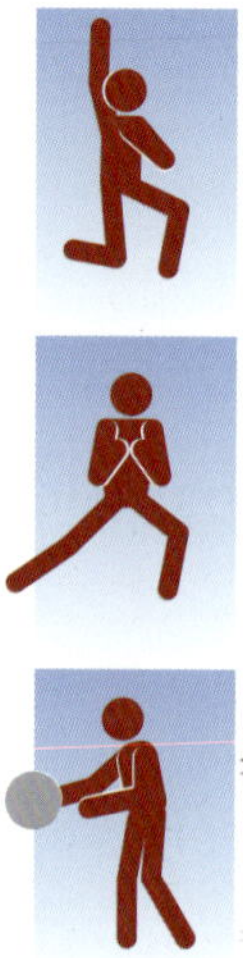

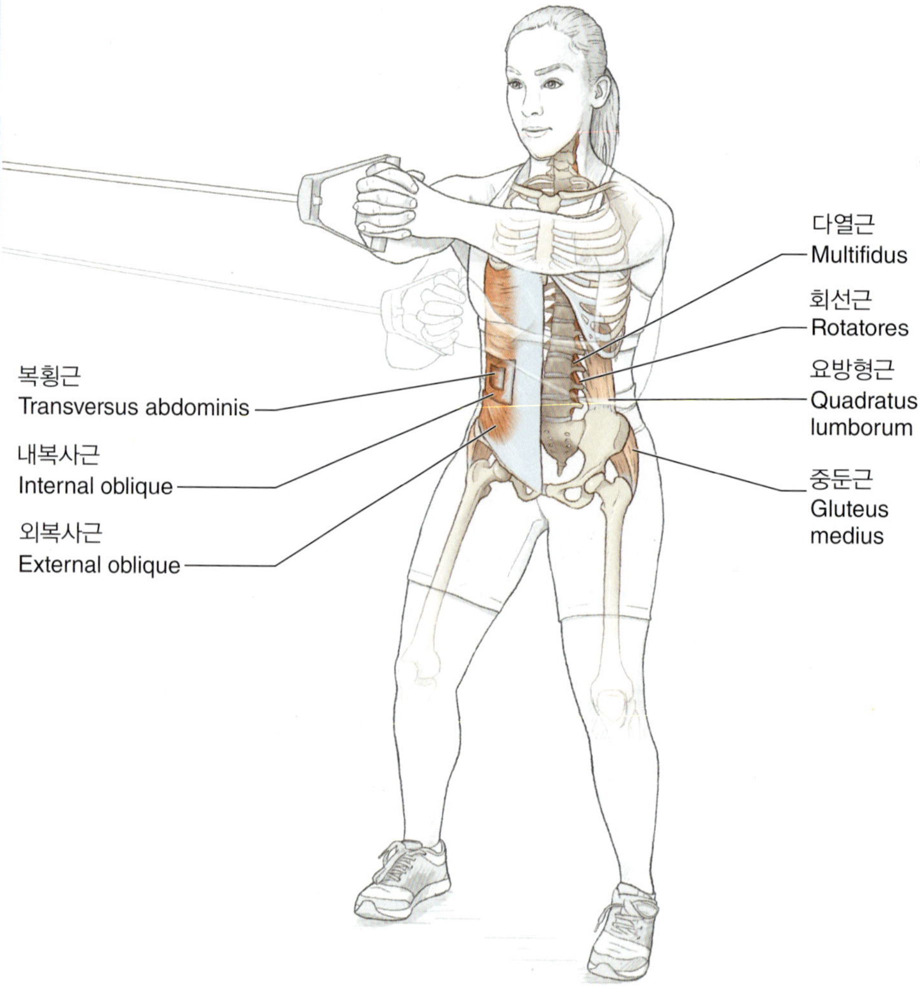

운동 수행

1. 케이블 머신 앞에서 발을 어깨 넓이로 벌리고 무릎을 약간 구부린 채 서 있는 것으로 시작한다. 양 손으로 케이블 또는 밴드에 부착된 손잡이를 가슴높이에서 잡는다. 한 손은 다른 한 손 위에 놓는다.
2. 양 팔을 신전하여 손잡이를 앞으로 쭉 뻗는다. 밴드의 측면 당김에 저항하여 전방 코어를 단단히 고정시킨다.
3. 손잡이를 가슴 쪽으로 되돌리면서 시작 위치로 돌아온다. 계획된 횟수만큼 반복한다.

관련 근육

1차:

- 외복사근
- 내복사근
- 다열근
- 회선근
- 복횡근

2차:

- 중둔근
- 요방형근

(계속)

안티 로테이션 프레스 아웃 *(계속)*

기능적 초점

안티 로테이션 프레스 아웃은 등척성 회전 운동이다. 이 훈련은 반사성 척추 안정화 구조물(다열근, 복횡근, 회선근)과 주동근(복직근, 외복사근, 내복사근) 모두에서 척추 안정성과 회전성 몸통 근력을 발달 시키기기 위해 사용된다. 회전 운동을 시행하는 동안, 코어 근육은 움직임의 생산자로서 기능하지 않고 하체에서 상체로 힘을 전달하는 역할을 한다. 코어를 고정하고 몸통의 회전을 조절하는 기능을 통해 던지기, 펀칭, 타격, 스윙 등의 활동 시 하체에서 상체로 힘을 효과적으로 전달할 수 있다.

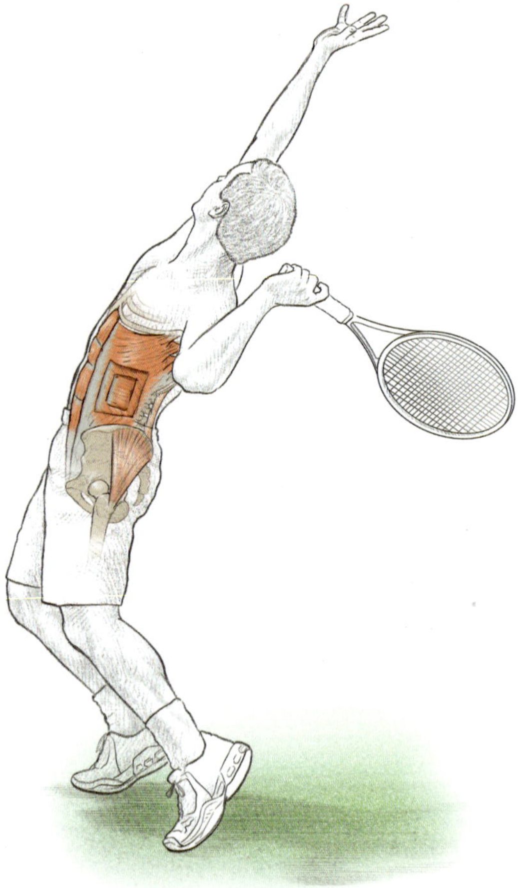

하프 닐링 케이블 리프트
HALF-KNEELING CABLE LIFT

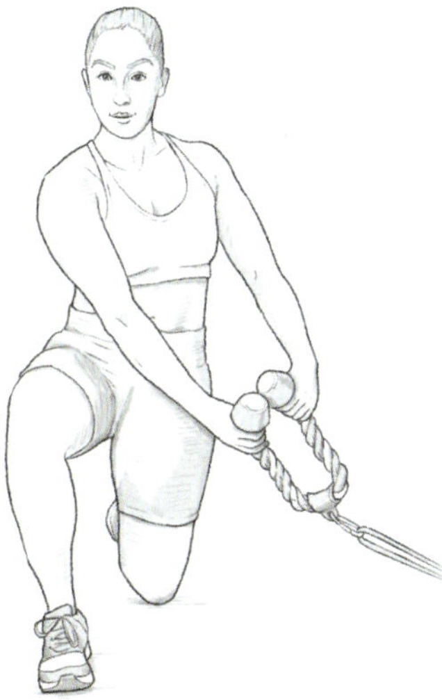

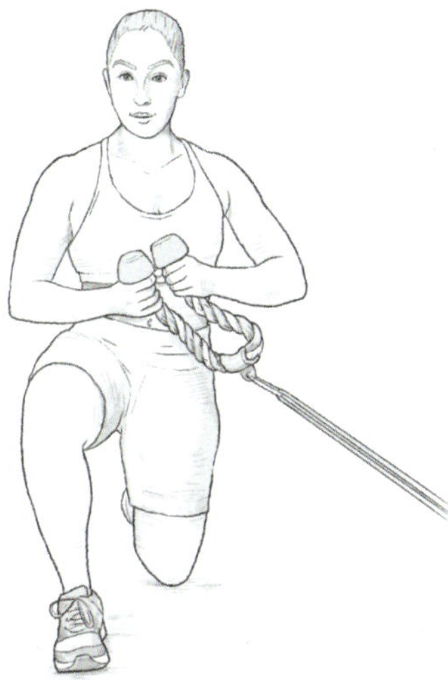

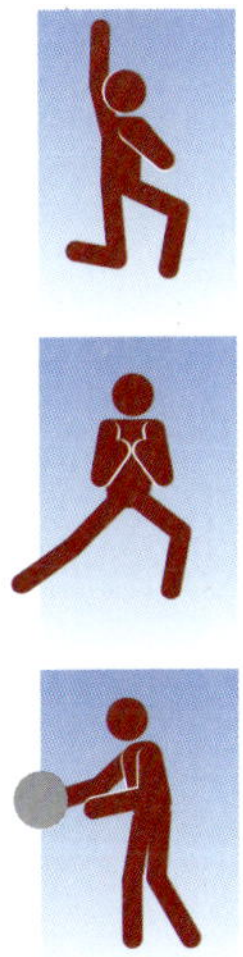

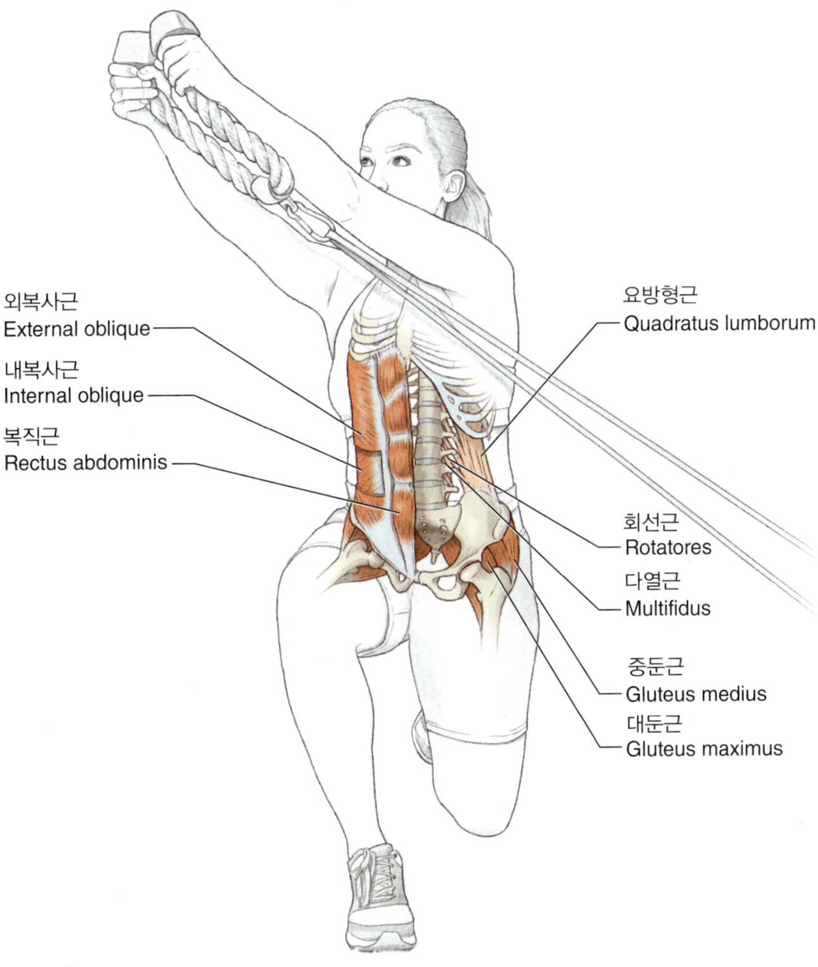

(계속)

하프 닐링 케이블 리프트 *(계속)*

운동 수행

1. 케이블 머신이나 고무 밴드를 왼쪽 다리 옆에 둔 채 반무릎서기 자세로 시작한다. 무릎을 꿇은 왼쪽 다리에서는 발목은 족배굴곡하고 발가락으로 지면을 단단히 디딘다. 양손으로 엄지손가락을 위로 향하게 하여 밴드 또는 케이블의 핸들을 고관절 아래쪽 앞에서 잡는다(첫번째 그림).
2. 손잡이를 가슴까지 위로 당긴다(두번째 그림).
   몸통을 가로질러 손잡이를 위로 들면서 팔을 완전히 신전시킨다(세번째 그림).
   이 후 팔을 내릴 때, 가슴 위치에서 잠시 멈춘 후 핸들을 시작 위치로 되돌린다.
3. 계획된 횟수만큼 반복하고 반대쪽도 시행한다.

관련 근육

1차:

- 외복사근
- 내복사근
- 복직근
- 대둔근
- 중둔근

2차:

- 요방형근
- 다열근
- 회선근

변형 동작

하프 닐링 케이블 찹

Half-Kneeling Cable Chop

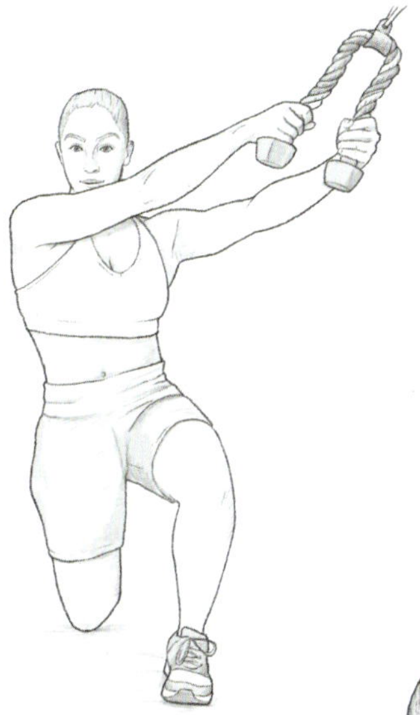

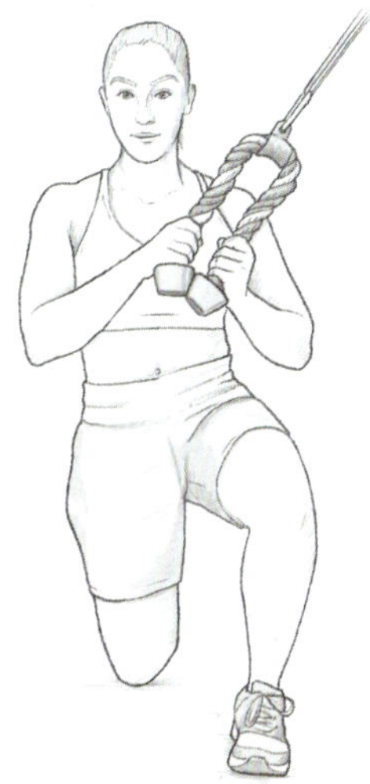

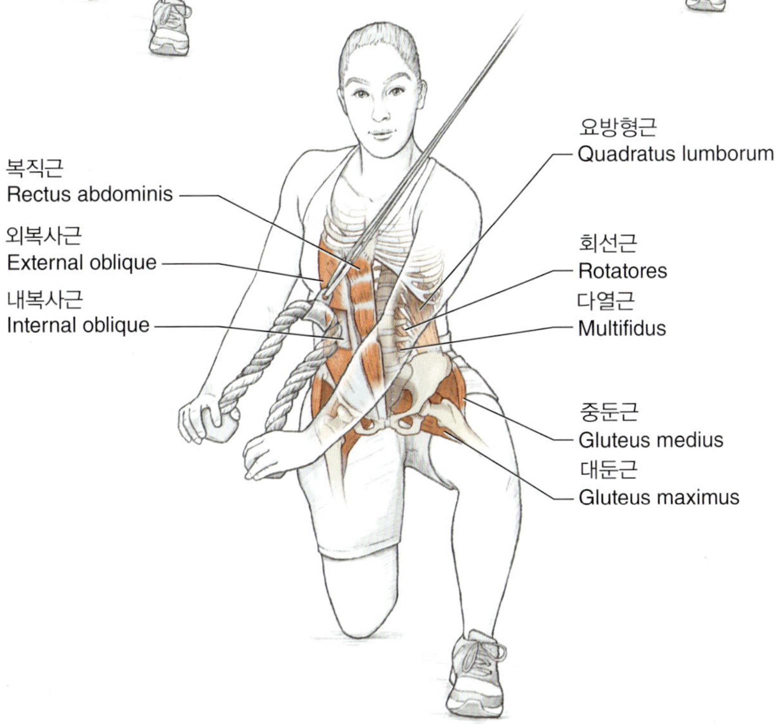

케이블 머신이나 고무 밴드를 왼쪽 다리 옆에 둔 채 반무릎서기 자세로 시작한다. 무릎을 꿇은 왼쪽 다리에서는 발목은 족배굴곡하고 발가락으로 지면을 단단히 디딘다. 양손으로 밴드 또는 케이블의 핸들을 고관절 위쪽에서 잡는다(첫 번째 그림). 손잡이를 가슴까지 위로 당긴다(두 번째 그림). 몸통을 가로질러 손잡이를 위로 들면서 팔을 완전히 신전시킨다(세 번째 그림). 이후 팔을 올릴 때, 가슴 위치에서 잠시 멈춘 후 핸들을 시작 위치로 되돌린다. 계획된 횟수만큼 반복하고 반대쪽도 시행한다.

수트케이스 캐리

SUITCASE CARRY

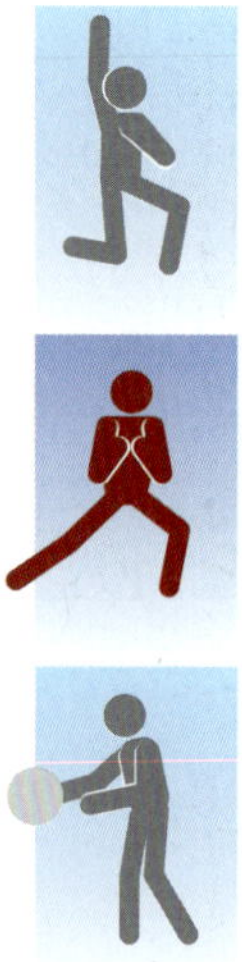

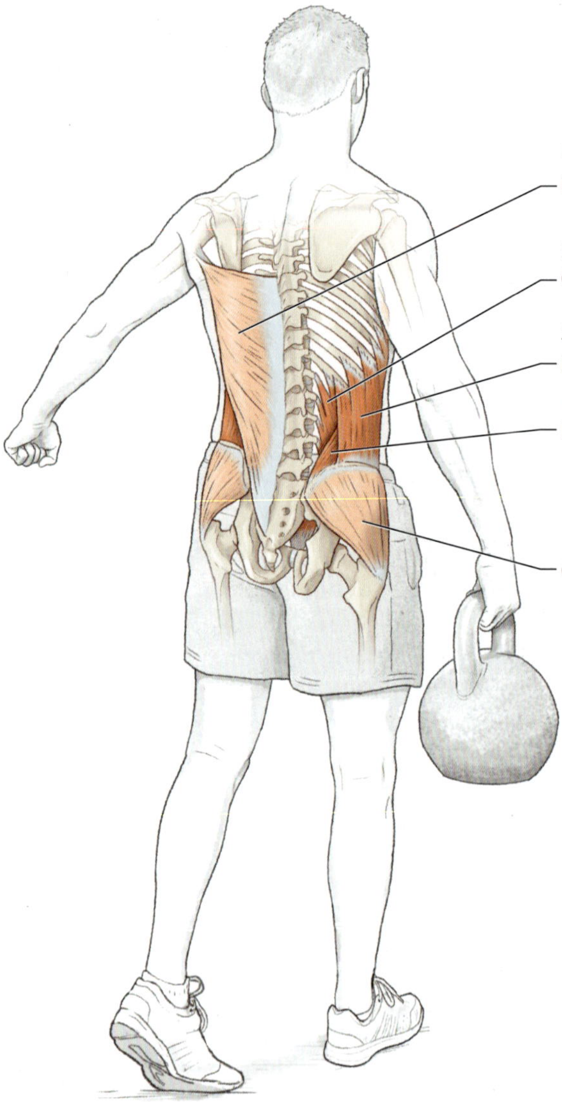

운동 수행

1. 선 채로 덤벨이나 케틀벨을 한 손에 들고 몸통의 옆에 둔다.
2. 한쪽으로 몸을 기울지 않고 척추 중립을 유지하면서 계획된 거리를 천천히 걷는다. 자세를 유지하기 위해 중량의 반대편에 있는 사근을 적극적으로 수축시킨다.
3. 계획된 거리를 걸은 후, 반대쪽도 시행한다.

관련 근육

1차:

- 내복사근
- 외복사근
- 요방형근

2차:

- 중둔근
- 광배근

(계속)

수트케이스 캐리 *(계속)*

변형 동작

파머 캐리
Farmer Carry

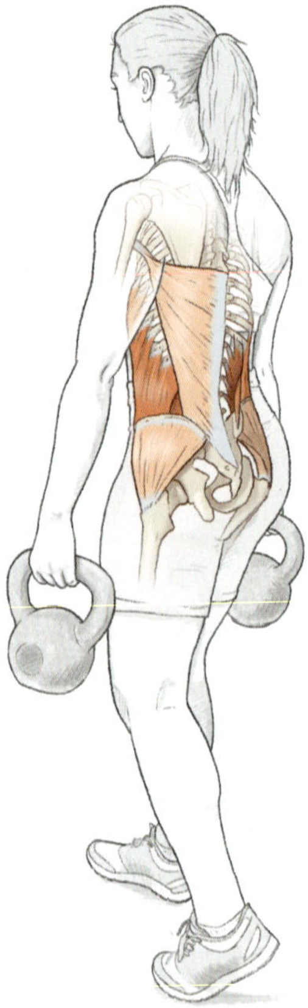

선 채로 덤벨이나 케틀벨을 양 손에 들고 각각을 몸통의 옆에 둔다. 척추를 기울이거나 구부리거나 펴지 않고 중립을 유지하면서 계획된 거리를 천천히 걷는다. 훈련 중에 바로 선 자세를 유지하기 위해 광배근, 사근, 복직근을 능동적으로 수축시킨다. 계획된 거리를 걸은 후, 돌아서서 다시 시작 위치로 걸어간다.

하프 닐링 케이블 푸쉬 풀
HALF-KNEELING CABLE PUSH-PULL

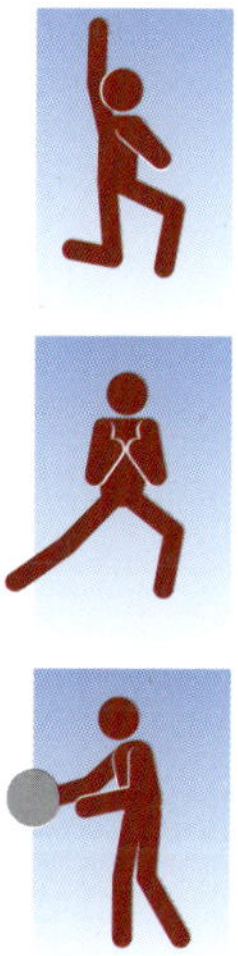

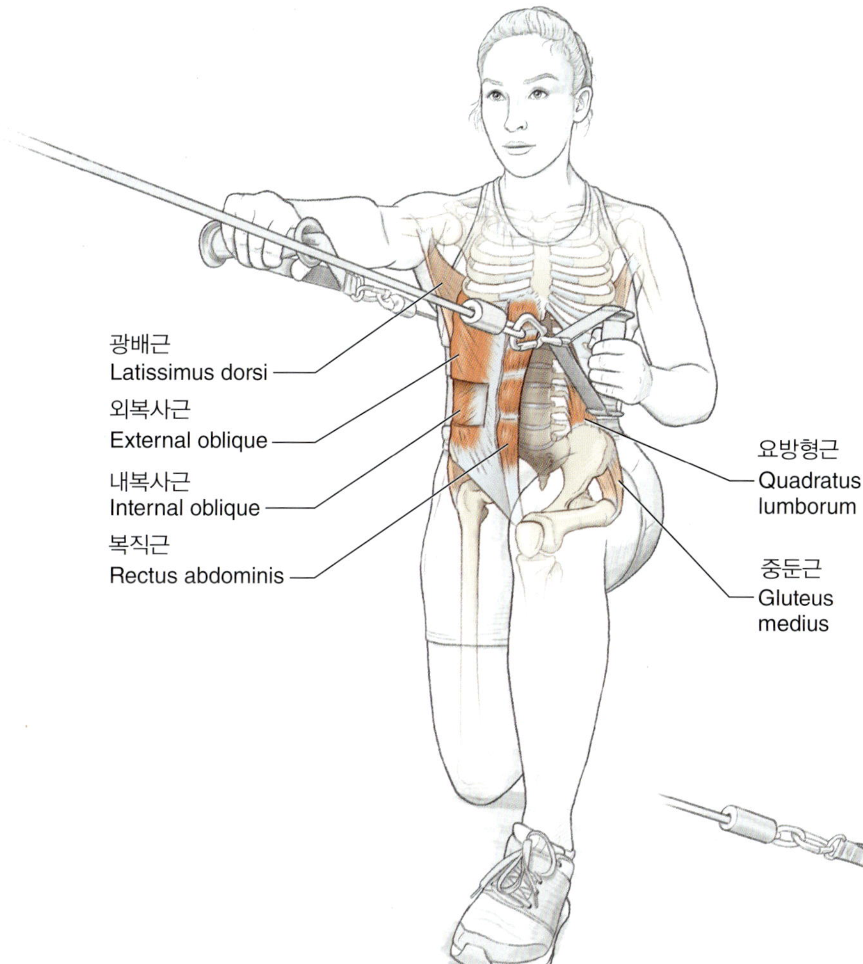

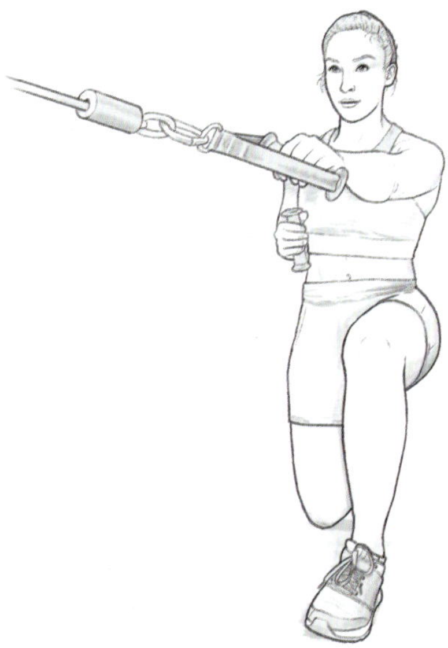

(계속)

하프 닐링 케이블 푸쉬 풀 *(계속)*

운동 수행

1. 두 케이블 머신 또는 저항 밴드 사이에서 반무릎서기 자세로 시작한다. 무릎이 아래로 내려간 쪽에서는 여러분 뒤에 있는 손잡이를 잡고, 손목과 전완을 흉곽 옆에 놓는다. 무릎이 올라간 쪽에서는 앞에 있는 손잡이를 잡고 앞쪽으로 팔을 뻗는다.
2. 몸통이 회전하는 것을 방지하고 양쪽 어깨를 고정한 채 동시에 손잡이를 밀고 당긴다.
3. 계획된 횟수만큼 반복한 후 팔과 다리를 바꿔 반대쪽도 시행한다.

관련 근육

1차:

- 내복사근
- 외복사근
- 복직근
- 다열근
- 복횡근

2차:

- 중둔근
- 요방형근
- 전삼각근
- 전완삼두근
- 광배근

기능적 초점

하프 닐링 케이블 푸쉬 풀은 몸통의 시상면과 횡단면 안정성 및 양쪽 고관절의 관상면 안정성을 발달시키는 데 사용된다. 이 훈련은 달리기를 하는 동안 완충해야만 하는 토크 및 안정성을 재현한다. 보행 중에 자세를 효과적으로 유지하고 힘을 지면으로 전달하려면, 관상면에서 고관절과 골반을 함께 안정시켜야 하고, 동시에 몸통에서의 회전력이 안정화 되어야 한다. 이 훈련의 초점은 케이블을 당기고 미는 동작을 시행할 때, 대퇴골과 골반이 관상면에서 몸통의 아래로 놓여있는 동안 밀고 당기는 동작의 회전력에 저항하는 것이다.

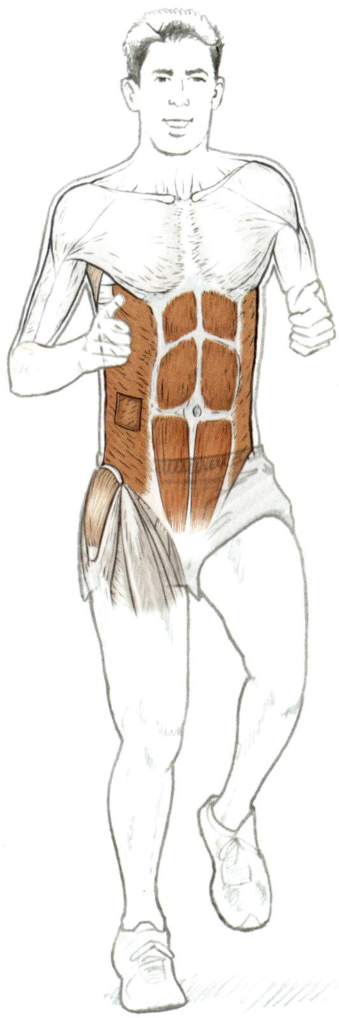

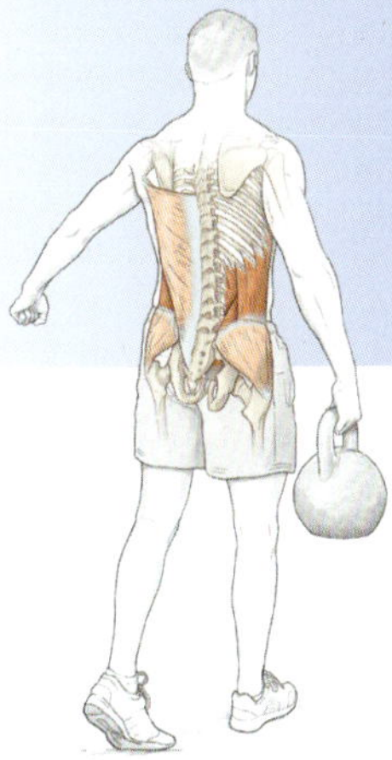

9

기능적 근력 훈련 프로그램 예시

FUNCTIONAL STRENGTH TRAINING PROGRAM EXAMPLES

기능적 근력 훈련 프로그램을 설계할 때, 운동 수행의 모든 신체적 스트레스를 고려하는 전체론적이고 균형 잡힌 프로그램을 구축하기 위해 노력해야 한다. 전통적인 보디빌딩에 영향을 받는 프로그램은 심미적 결과에 기초하여 구성되나, 기능적 운동 프로그램은 선수의 건강과 스포츠 성과로 이어져야 한다. 목표는 선수의 몸이 모든 주요 운동 패턴과 모든 운동 평면에서 스트레스를 받고 있다는 것을 확실히 인식하고 신체 발달을 견고하게 하는 것이다.

균형 잡힌 프로그램은 이 책에 언급된 모든 카테고리의 운동을 포함할 것이다. 운동은 최적의 훈련 결과를 보장하기 위해 다음 순서로 계획되고 구현되어야 한다:

- 가동성(Mobility)
- 운동 조절(Motor control)
- 플라이오메트릭 및 메디신 볼 운동(Plyometric and medicine ball exercises)
- 무거운 도구를 이용한 근파워 운동(Heavy implement power exercises)
- 근력(Strength): 상체 밀기(upper-body push), 상체 당기기(upper-body pull), 고관절 우세(hip dominant), 무릎 우세(knee dominant), 항신전(anti-extension), 항회전(anti-rotation), 항외측 굴곡(anti-lateral flexion), 항굴곡(anti-flexion)

훈련 프로그램의 시작에는 조직 확장성을 향상시키고 고강도 활동 전에 관절을 웜업하기 위한 능동적 스트레칭과 관절 회전과 같은 가동성 훈련이 포함되어야 한다. 과도한

강직이 빈번히 관찰되는 발목 및 고관절, 흉추, 관절와 상완 관절에 훈련의 초점을 맞추어야 한다.

가동성 운동에 이어, 다음으로 시행되어야 할 운동 그룹은 운동 조절 및 움직임 준비 훈련이어야 한다. 운동 조절 훈련은 신경학적 효율성과 움직임의 질을 향상시키기 위해 국소 안정화 근조직을 활성화하도록 계획되어야 한다.

일단 충분한 준비운동을 시행 한 후, 여러분은 플라이오메트릭과 메디신 볼 훈련과 같은 고강도 훈련 활동에 참여할 수 있다. 근력 훈련 전에 홉, 점프, 던지기 같은 빠르고 신경학적으로 까다로운 동작을 프로그램 초기에 배치하는 것이 중요한데, 그 이유는 피로도가 높을 때 이것들을 수행하지 않도록 하기 위해서이다.

플라이오메트릭 및 메디신 볼 훈련을 완료한 후 웨이트 룸으로 이동하여 무거운 도구를 이용한 근파워와 근력 훈련을 시작해야 한다. 훈련 지침 원칙은 플라이오메트릭 및 메디신 볼 훈련 프로그래밍과 유사하다; 당신은 높은 신경학적 요구 때문에 근력 훈련 전에 행 클린이나 스윙과 같은 무거운 도구를 이용한 근파워 훈련을 프로그래밍해야 한다. 여러분이 이러한 운동을 빠른 속도로 수행할 수 있고 과도하게 피곤하지 않도록 하기 위해, 스쿼트나 데드리프트와 같은 운동 전에 클린, 스윙, 스내치, 슬레드 마치를 진행해야 한다.

운동 프로그램 전반에 걸쳐 모든 근력 움직임 패턴을 고르게 분포시키는 것이 중요하다. 매일 무릎 우세, 고관절 우세, 밀기, 당기기, 코어 등 각각의 운동 분류에 해당하는 운동을 포함해야 한다. 이런 식으로 운동 선택을 분배하는 것은 여러분의 전신을 고르게 발달시키도록 보장할 것이다. 훈련 선택은 표 9.1에 표시된 범주로 쉽게 나눌 수 있다.

표 9.2에서는 이 책에서 다루는 일부분의 훈련으로 단순하고 균형 잡힌 프로그래밍을 위해 어떻게 운동 선택을 분류하는 지를 보여준다.

표 9.1 운동 분류

근 파워	고관절 우세	무릎 우세	상체 밀기	상체 당기기	코어
무거운 도구	양측	양측	수평	수평	항신전
가벼운 도구	편측	편측	수직	수직	항굴곡
					항외측 굴곡
					항회전

표 9.2 훈련을 포함한 운동 분류

근 파워	고관절 우세	무릎 우세	상체 밀기	상체 당기기	코어
바벨 행 클린	트랩 바 데드리프트	고블렛 스쿼트	푸쉬 업	덤벨 로우	프런트 플랭크
케틀벨 스윙	싱글 레그 데드리프트	스플릿 스쿼트	벤치 프레스	췬 업	파머 캐리
덤벨 스내치	슬라이딩 레그 컬	싱글 레그 스쿼트	인클라인 덤벨 벤치 프레스	풀 업	수트케이스 캐리
행 스내치			하프 닐링 얼터네이팅 케틀벨 오버헤드 프레스		안티 로테이션 프레스 아웃

시간을 절약하고 효율적으로 연습을 시행하기 위해서는, 여러분은 이 모든 연습을 2세트 또는 3세트로 프로그래밍하고, 두 개 또는 세 개의 운동을 함께 짝을 짓거나 그룹화하고, 이것들을 번갈아 가면서 수행해 본다. 운동의 분류가 겹치지 않게 훈련을 짝짓거나 그룹화하는 것이 중요한데, 그 이유는 이것들이 같은 패턴과 근육 그룹을 목표로 하지 않기 때문이다. 분류 상 겹치지 않는 운동들을 2세트와 3세트로 만들면 한 운동을 하는 동안에 동시에 다른 운동으로부터 회복을 할 수 있어서 더 효율적으로 훈련할 수 있다.

표 9.3은 이틀간의 기능적 훈련 루틴의 예를 보여준다. 프로그램의 모든 연습이 이틀간의 프로그램에 걸쳐 고르게 분포되어 있는 것을 보라. 두 날 모두 동일한 훈련량의 고관절 우세, 무릎 우세, 밀기, 당기기 운동뿐만 아니라 코어 및 무거운 도구를 이용한 근파워 운동을 포함한다. 초보자들은 더 긴 프로그램으로 진행하기 전에 기본을 마스터하기 위한 훈련으로 2일간의 훈련 프로그램을 시행할 수 있다.

표 9.4는 4일간의 기능적 훈련 루틴의 예를 보여준다. 4일간의 프로그램은 늘어난 훈련 빈도를 감당할 수 있을 만큼 신체적으로 발달한 경험이 있는 선수들을 위한 것이다. 4일간의 운동 프로그램은 운동 선택의 다양성뿐만 아니라 전반적인 훈련량을 증가시킬 수 있다.

표 9.3 2일간의 기능적 훈련 워크아웃

1일차 워크아웃		
1일차 움직임(movement) 훈련		
가동성	90/90 힙 스트레치	한쪽씩 각각 1분
	스파이더맨 스트레치	한쪽씩 각각 1분
	스트레이트 레그 어덕터 롸킹	한쪽씩 각각 10회
	앵클 돌시플렉션	한쪽씩 각각 10회
	숄더 컨트롤드 아티큘라 로우테이션	한쪽씩 각각 10회
운동 조절	레그 로워 위드 밴드 스테이벌라이제이션	한쪽씩 각각 5회
	플로어 슬라이드	10회
	쿼드루페드 힙 익스텐션 프럼 엘보우즈	한쪽씩 각각 5회
	수파인 밴드 힙 플렉션	한쪽씩 각각 10회
플라이오메트릭 및 메디신 볼	A1: 허들 점프	5회(/1세트) x 3세트
	A2: 스탠딩 메디신 볼 체스트 패스	5회 x 3세트
	A3: 45 디그리 바운드	한쪽씩 각각 5회 x 3세트

1일차 리프트(lift) 훈련		**1주**	**2주**	**3주**	**4주**
무거운 도구를 이용한 근 파워	B1: 바벨 행 클린	2(세트) x5(회)	3x5	3x5	4x3
항신전 코어	B2: 프런트 플랭크	2x20초	3x20초	3x25초	3x30초
양측 무릎 우세	C1: 고블렛 스쿼트	2x8	3x8	3x8	3x10
수평 밀기	C2: 푸쉬 업	2x6	3x6	3x8	3x10
편측 고관절 우세	D1: 싱글 레그 데드 리프트	2x8 각각	3x8 각각	3x8 각각	3x10 각각
수평 당기기	D2: 덤벨 로우	2x8 각각	3x8 각각	3x8 각각	3x10 각각
항회전	D3: 안티 로테이션 프레스 아웃	2x8 각각	3x8 각각	3x8 각각	3x10 각각

2일차 워크아웃		
2일차 움직임(movement) 훈련		
가동성	90/90 힙 스트레치	한쪽씩 각각 1분
	스파이더맨 스트레치	한쪽씩 각각 1분
	스트레이트 레그 어덕터 롸킹	한쪽씩 각각 10회
	앵클 돌시플렉션	한쪽씩 각각 10회
	숄더 컨트롤드 아티큘라 로우테이션	한쪽씩 각각 10회
운동 조절	레그 로워 위드 밴드 스테이벌라이제이션	한쪽씩 각각 5회
	플로어 슬라이드	10회
	쿼드루페드 힙 익스텐션 프럼 엘보우즈	한쪽씩 각각 5회
	수파인 밴드 힙 플렉션	한쪽씩 각각 10회
플라이오메트릭 및 메디신 볼	A1: 싱글 레그 허들 점프	한쪽씩 각각 5회 x 3세트
	A2: 스탠딩 메디신 볼 사이드 토스	한쪽씩 각각 5회 x 3세트
	A3: 오버헤드 메디신 볼 쓰로우	한쪽씩 각각 5회 x 3세트

2일차 리프트(lift) 훈련		1주	2주	3주	4주
무거운 도구를 이용한 근 파워	B1: 바벨 행 클린	2(세트) x5(회)	3x5	3x5	4x3
항신전 코어	B2: 프런트 플랭크	2x20초	3x20초	3x25초	3x30초
양측 고관절 우세	C1: 트랩 바 데드리프트	2x8	3x8	3x8	4x6
수직 당기기	C2: 친 업	2x5	3x5	3x5	3x6
편측 무릎 우세	D1: 투 덤벨 로우디드 스플릿 스쿼트	2x8 각각	3x8 각각	3x8 각각	3x10 각각
수직 밀기	D2: 하프 닐링 얼터네이팅 케틀벨 오버헤드 프레스	2x6 각각	3x6 각각	3x6 각각	3x8 각각
항외측 굴곡	D3: 수트케이스 캐리	2x40 야드 각각	3x40 야드 각각	3x40 야드 각각	3x40 야드 각각

표 9.4 4일간의 기능적 훈련 워크아웃

1일차 워크아웃		
1일차 움직임(movement) 훈련		
가동성	90/90 힙 스트레치	한쪽씩 각각 1분
	스파이더맨 스트레치	한쪽씩 각각 1분
	스트레이트 레그 어덕터 롸킹	한쪽씩 각각 10회
	앵클 돌시플렉션	한쪽씩 각각 10회
	숄더 컨트롤드 아티큘라 로우테이션	한쪽씩 각각 10회
운동 조절	레그 로워 위드 밴드 스테이벌라이제이션	한쪽씩 각각 5회
	플로어 슬라이드	10회
	쿼드루페드 힙 익스텐션 프럼 엘보우즈	한쪽씩 각각 5회
	수파인 밴드 힙 플렉션	한쪽씩 각각 10회
플라이오메트릭 및 메디신 볼	A1: 허들 점프	5회(/1세트) x 3세트
	A2: 스탠딩 메디신 볼 체스트 패스	5회 x 3세트

1일차 리프트(lift) 훈련		1주	2주	3주	4주
무거운 도구를 이용한 근 파워	B1: 바벨 행 클린	2(세트) x5(회)	3x5	3x5	4x3
항신전 코어	B2: 프런트 플랭크	2x20초	3x20초	3x25초	3x30초
양측 무릎 우세	C1: 고블렛 스쿼트	2x8	3x8	3x8	3x10
수평 밀기	C2: 푸쉬 업	2x6	3x6	3x8	3x10
편측 고관절 우세	D1: 슬라이딩 레그 컬	2x8 각각	3x6 각각	3x8 각각	3x10 각각
수평 당기기	D2: 덤벨 로우	2x8 각각	3x8 각각	3x8 각각	3x10 각각
항회전	D3: 안티 로테이션 프레스 아웃	2x8 각각	3x8 각각	3x8 각각	3x10 각각

2일차 워크아웃		
2일차 움직임(movement) 훈련		
가동성	90/90 힙 스트레치	한쪽씩 각각 1분
	스파이더맨 스트레치	한쪽씩 각각 1분
	스트레이트 레그 어덕터 롹킹	한쪽씩 각각 10회
	앵클 돌시플렉션	한쪽씩 각각 10회
	숄더 컨트롤드 아티큘라 로우테이션	한쪽씩 각각 10회
운동 조절	레그 로워 위드 밴드 스테이블라이제이션	한쪽씩 각각 5회
	플로어 슬라이드	10회
	쿼드루페드 힙 익스텐션 프럼 엘보우즈	한쪽씩 각각 5회
	수파인 밴드 힙 플렉션	한쪽씩 각각 10회
플라이오메트릭 및 메디신 볼	A1: 싱글 레그 허들 점프	한쪽씩 각각 5회 x 3세트
	A2: 스탠딩 메디신 볼 사이드 토스	한쪽씩 각각 5회 x 3세트

2일차 리프트(lift) 훈련		**1주**	**2주**	**3주**	**4주**
무거운 도구를 이용한 근 파워	B1: 케틀벨 스윙	2(세트) x10(회)	3x10	3x10	4x10
항신전 코어	B2: 스틱 데드 버그	2x20초	3x20초	3x25초	3x30초
수평 밀기	C1: 바벨 벤치 프레스	2x8	3x8	3x6	4x6
편측 고관절 우세	C2: 싱글 레그 데드리프트	2x8 각각	3x8 각각	3x10 각각	3x10 각각
수직 밀기	D1: 하프 닐링 얼터네이팅 케틀벨 오버헤드 프레스	2x6 각각	3x6 각각	3x8 각각	3x8 각각
편측 무릎 우세	D2: 고블렛 로우디드 래터럴 스쿼트	2x6 각각	3x6 각각	3x8 각각	3x8 각각
항회전과 항신전	D3: 하프 닐링 케이블 찹	2x8 각각	3x8 각각	3x10 각각	3x12 각각

(계속)

표 9.4 4일간의 기능적 훈련 워크아웃(계속)

3일차 워크아웃		
3일차 움직임(movement) 훈련		
가동성	90/90 힙 스트레치	한쪽씩 각각 1분
	스파이더맨 스트레치	한쪽씩 각각 1분
	스트레이트 레그 어덕터 롹킹	한쪽씩 각각 10회
	앵클 돌시플렉션	한쪽씩 각각 10회
	숄더 컨트롤드 아티큘라 로우테이션	한쪽씩 각각 10회
운동 조절	레그 로워 위드 밴드 스테이벌 러제이션	한쪽씩 각각 5회
	플로어 슬라이드	10회
	쿼드루페드 힙 익스텐션 프럼 엘보우즈	한쪽씩 각각 5회
	수파인 밴드 힙 플렉션	한쪽씩 각각 10회
플라이오메트릭 및 메디신 볼	A1: 45 디그리 바운드	한쪽씩 각각 5회 x 3세트
	A2: 스프린트 스타트 체스트 패스	한쪽씩 각각 5회 x 3세트

3일차 리프트(lift) 훈련		1주	2주	3주	4주
무거운 도구를 이용한 근 파워	B1: 바벨 행 클린	2(세트) x5(회)	3x5	3x5	4x3
항신전 코어	B2: 프런트 플랭크	2x20초	3x20초	3x25초	3x30초
양측 고관절 우세	C1: 트랩 바 데드리프트	2x8	3x8	3x8	4x6
수직 당기기	C2: 친 업	2x5	3x5	3x5	3x6
편측 무릎 우세	D1: 싱글 레그 스쿼트	2x5 각각	3x5 각각	3x8 각각	3x8 각각
수평 밀기	D2: 푸쉬 업	2x6	3x6	3x8	3x10
항굴곡	D3: 파머 캐리	2x40 야드	3x40 야드	3x40 야드	3x40 야드

4일차 워크아웃		
4일차 움직임(movement) 훈련		
가동성	90/90 힙 스트레치	한쪽씩 각각 1분
	스파이더맨 스트레치	한쪽씩 각각 1분
	스트레이트 레그 어덕터 롹킹	한쪽씩 각각 10회
	앵클 돌시플렉션	한쪽씩 각각 10회
	숄더 컨트롤드 아티큘라 로우테이션	한쪽씩 각각 10회
운동 조절	레그 로워 위드 밴드 스테이빌라이제이션	한쪽씩 각각 5회
	플로어 슬라이드	10회
	쿼드루페드 힙 익스텐션 프럼 엘보우즈	한쪽씩 각각 5회
	수파인 밴드 힙 플렉션	한쪽씩 각각 10회
플라이오메트릭 및 메디신 볼	A1: 익스플로우시브 스텝 업	한쪽씩 각각 5회 x 3세트
	A2: 로우테이셔널 원 암 체스트 패스	한쪽씩 각각 5회 x 3세트

4일차 리프트(lift) 훈련		1주	2주	3주	4주
무거운 도구를 이용한 근 파워	B1: 케틀벨 스윙	2(세트) x10(회)	3x10	3x10	4x10
항신전 코어	B2: 스틱 데드 버그	2x20초	3x20초	3x25초	3x30초
수평 밀기	C1: 인클라인 덤벨 벤치 프레스	2x8	3x8	3x8	4x8
편측 무릎 우세	C2: 리어 풋 엘러베이티드 스플릿 스쿼트	2x6 각각	3x6 각각	3x8 각각	4x8 각각
항회전	D1: 하프 닐링 케이블 풋쉬 풀	2x8 각각	3x8 각각	3x10 각각	3x12 각각
편측 고관절 우세	D2: 숄더 엘러베이티드 싱글 레그 힙 브리지	2x6 각각	3x6 각각	3x8 각각	3x10 각각
항회전과 항신전	D3: 하프 닐링 케이블 리프트	2x8 각각	3x8 각각	3x10 각각	3x12 각각

운동 찾아보기
EXERCISE FINDER

가동성 운동 MOBILITY EXERCISES

(계속)

운동 조절과 움직임 준비 운동
MOTOR CONTROL AND MOVEMENT PREPARATION EXERCISES

플라이오메트릭 및 메디신 볼 운동

PLYOMETRIC AND MEDICINE BALL EXERCISES

(계속)

무거운 도구를 이용한 근파워 운동
HEAVY IMPLEMENT POWER EXERCISES

상체 근력 운동 UPPER-BODY STRENGTH EXERCISES

(계속)

하체 근력 운동 LOWER-BODY STRENGTH EXERCISES

코어 및 회전 근력 운동

CORE AND ROTATIONAL STRENGTH MOVEMENTS

저자에 대해서

About the Authors

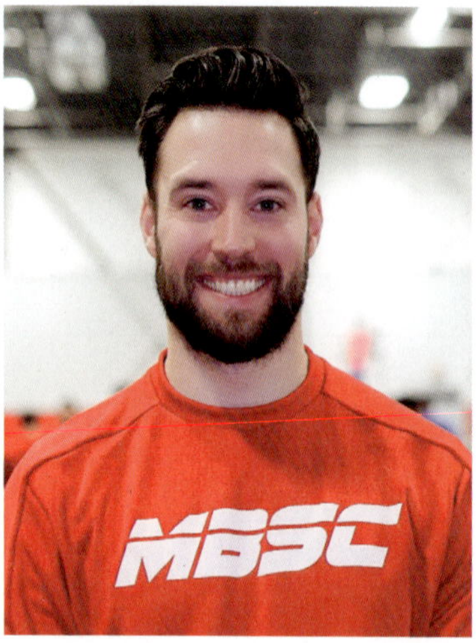

Kevin Carr는 Mike Boyle Strength and Conditioning (MBSC)이라는 훈련 센터에서 근력 및 컨디셔닝 코치 및 관리자이며, 매사추세츠 주 워번에 위치한 마사지와 운동치료 클리닉의 공동 설립자이자 마사지 치료사이다. 그는 기능적 근력 코치 인증(Certified Functional Strength Coach Certification) 기관의 공동 설립자이다. 그는 메사추세츠주 애머스트에 있는 공립 대학교에서 운동학 학사학위를 취득했고, 메사추세츠 워터타운에 있는 코티바라는 기관에서 마사지 치료사 자격증을 부여 받았다.

Carr는 MBSC에서 일하는 동안 스포츠 경기와 개인 훈련 분야에서 풍부한 경험을 쌓았고, 전 세계를 다니며 수천 명의 코치와 치료사들에게 MBSC 코칭 시스템에 대해 교육했다. 그는 경쟁 우위를 추구하는 미국 올림픽선수들 뿐만 아니라 체중을 조절하고, 더 잘 움직이고, 건강 증진을 원하는 일반인들까지 모두를 코칭하고 있다.

저자에 대해서
About the Authors

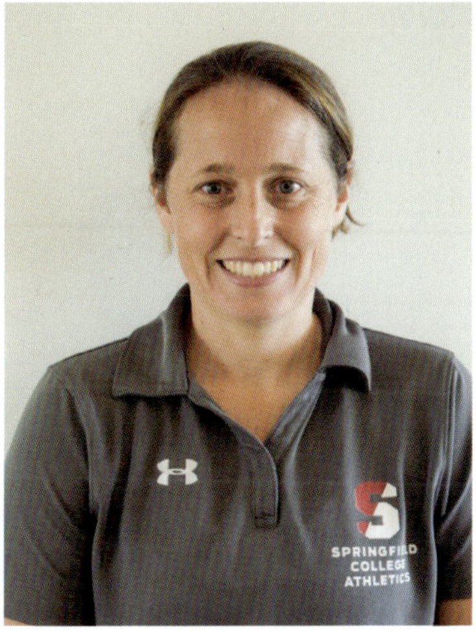

Mary Kate Feit 박사는 매사추세츠의 스프링필드 대학에 있는 체육교육 및 퍼포먼스, 스포츠 리더십 학교의 조교수이다. 동대학에서 그녀는 600명 이상의 학생 운동 선수들을 돕는 근력과 컨디셔닝 졸업 조교 코치들을 지도하는 부주임으로 활동하고 있다. 스프링필드 대학에서 일하기 전, 그녀는 아이오와 대학교와 루이빌 대학교에서 근력과 컨디셔닝 보조코치를 역임했으며, 뉴저지 주 틴튼 폴스에 있는 리치 유어 포텐셜 트레이닝의 프로그램 코디네이터로 활동하며 스포츠 퍼포먼스에 대하여 폭넓은 경험을 쌓았다.

그녀는 스프링필드 대학에서 근력과 컨디셔닝에 집중한 응용 운동 과학에서 석사 학위를 취득하였고, 그녀가 1군 축구선수였던 홀리 크로스 대학에서 생물학 학사 학위를 받았다. 근력과 컨디셔닝에 대한 그녀의 사랑은 그녀가 MBSC에서 스프링필드 졸업생인 Mike Boyle한테 스포츠 퍼포먼스 훈련을 받으면서 시작되었고, 그녀는 고등학교와 대학교 시절의 7년 동안 여름마다 MBSC에서 선수 코칭을 하였다. 그녀는 국립 근력 및 컨디셔닝 협회와 대학 근력 및 컨디셔닝 코치 협회에서 정밀 영양 및 기능적 운동 시스템 교육을 인증 받았고, 기능적 근력 코치 자격증을 취득했다.

번역자 소개

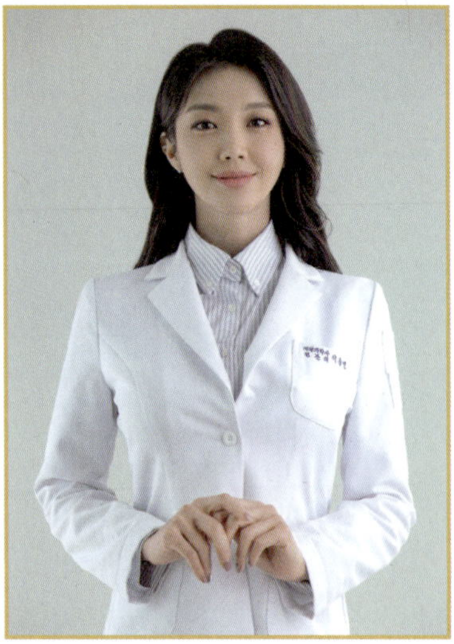

재활의학과 전문의 **이종민**

경력

현) 서울투탑정형재활병원 재활원장
현) 브레인요양병원 재활원장
삼성서울병원 인턴 수료(최우수 인턴)
국립재활원 전공의 수료
분당서울대학교병원 전임의
대한스포츠의학회 스포츠 인증전문의
대한민국농구협회 의무위원회 팀피지션(팀닥터)
대한신경근골격초음파학회 QC 합격
대한노인재활의학회 QC 합격
국제 KEPA 필라테스협회 국제필라테스지도자
ICN bikini pro

학력

을지대학교 의학과 수석 졸업
한양대학교 대학원 재활의학과 석사

연구

대한노인병학회 제64차 학술대회 우수 포스터상
한국노인과학학술단체연합회 2019년 학술대회 우수연구포스터상

방송 출현

MBC 기분 좋은날,
SBS 좋은 아침,
TV조선 백세누리쇼,
채널A 나는 몸신이다,
MBN 엄지의 제왕 등 다수

책

탄탄한 복근 만들기 감수
근력 운동을 위한 가이드 감수
스트레칭을 위한 가이드 감수
펑셔널 트레이닝 아나토미 번역